~IBDにおける栄養学の科学的根拠と実践法~

潰瘍性大腸炎と クローン病の 栄養管理

―管理栄養士―

杉原康平
宮崎拓郎
中東真紀

―医師―

山本隆行
堀田伸勝
下山貴寛

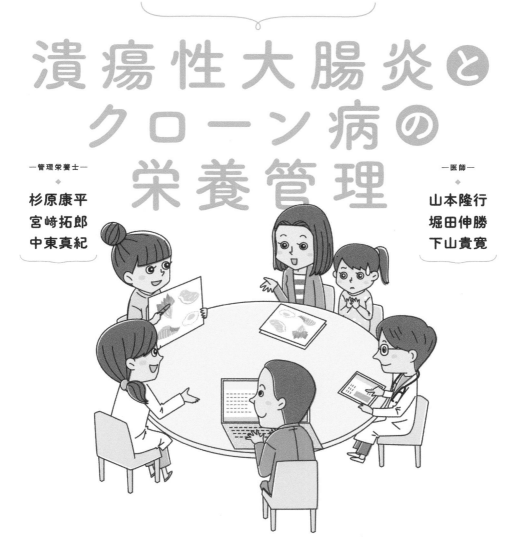

講談社

執筆者一覧

• • •

杉原康平（ミシガン大学消化器内科博士研究員, 管理栄養士）

宮﨑拓郎（株式会社ジーケア代表取締役, 米国登録栄養士）

中東真紀（鈴鹿医療科学大学保健衛生学部准教授, みえIBD患者会事務局代表, 管理栄養士）

山本隆行（独立行政法人地域医療機能推進機構四日市羽津医療センター主任外科部長兼IBDセンター長, 消化器外科医師）

堀田伸勝（株式会社ジーケア代表取締役, 公益財団法人東京都保健医療公社豊島病院消化器内科, 消化器内科医師）

下山貴寛（独立行政法人地域医療機能推進機構四日市羽津医療センター外科医員, 消化器外科医師）

ブックデザイン・本文デザイン ……… 相京厚史（next door design）
イラスト ……………………………… ホンマヨウヘイ

はじめに

・・・・

　本書は，最新の科学的エビデンスをもとに潰瘍性大腸炎とクローン病の栄養管理について解説した書籍になります。炎症性腸疾患（Inflammatory Bowel Disease；IBD）である潰瘍性大腸炎とクローン病は，根治療法が見つかっておらず国の難病に指定されています。患者数は，国内の難病疾患のなかでも最大の約22万人（2014年時点）であり，現在も増加の一途をたどっています。

　IBDの主な症状は，腹痛，下痢，血便などで腸の炎症が悪化すると入院や手術が必要になる場合があります。若年で発症することが多く，病気の発症は学業，仕事，結婚，出産などの人生の節目に大きな影響を及ぼします。また，IBDは完治しないため，症状の落ち着く"寛解期"と症状が悪化する"活動期"をくり返しますが，寛解期だけをみると健康な人と変わらない部分も多く，まわりの人から病気の理解が得られにくいことがよくあります。そのため，IBDでは病気の治療だけではなく，日常生活や精神面でのサポートも重要になります。

　IBDの患者数はアジアや発展途上国で急速に増加していることから，遺伝要因だけではなく環境要因の変化がIBDの発症に重要と考えられています。"食事"は環境要因のなかでも重要な因子のひとつで，近年の食の欧米化がIBD発症に関与することが示唆されています。実際に，食事が臨床症状や病状に影響すると考えているIBD患者さんは多く，食事療法・栄養療法がIBDの治療に重要であると考えられます。また，消化器疾患であるIBDは，消化吸収能力の低下や食事摂取量の低下などにより低栄養になるリスクが高く，低栄養を予防・改善するための栄養管理が大切です。

　近年のバイオ製剤をはじめとした薬物療法の進歩により，薬物療法により寛解期を維持できることが多くなってきました。しかし，既存の薬物療法でも病状を安定化できない患者さんもおり，IBD領域での新薬の開発は今も進められています。一方，近年の次世代シーケンス技術などの進歩により，IBD領域での腸内細菌の役割がどんどん明らかになっています。特に，"食事－腸内細菌－宿主の相互作用"はとても注目される分野であり，IBDの治療法として"食事の重要性"が再認識されています。実際，海外ではIBDにおける新しい食事療法の概念も提唱され，ランダム化比較試験といったエビデンスレベルの高い臨床研究も実施されています。

　しかし，これまでのIBDの栄養に関する書籍は，料理レシピを中心とした本が多く，実際の栄養管理について解説した書籍はほとんどありません。また，IBDの栄養療法に焦点を当てて最新の科学的エビデンス（科学的根拠）を解説している書籍もほとんどないのが現状です。最新の科学的エビデンスを勉強するためには，国際誌の科学論文を参考にする必要があります。実際にアメリカで活躍する管理栄養士のなかには，科学論文を読み，臨床に応用している人が多くいます。しかし，日本では科学論文を読むための教育が十分さ

れておらず，特に英語の科学論文を読むのは非常にハードルが高いと思います。そのため，日本ではアップデートされた科学的エビデンスを学ぶ機会が少なく，新しい情報が得られにくい状況です。特にIBDの栄養・食事の領域では，日本の書籍と海外における研究の進展具合には大きな隔たりがあると感じます。

　そこで，本書は最新の科学的エビデンスをもとに，IBDの食事と栄養管理について解説しました。科学的エビデンスを可能な限り理解しやすく，実際の現場で活用可能な「使える知識」として応用できるような解説を心がけました。特に，海外での研究の進展が著しい大規模な疫学研究や食事介入研究，メタアナリシスなど，2021年現在で最新の情報を掲載しています。また，IBDの栄養療法の鍵となる臨床研究をまとめているため，文献検索が苦手な方でもこの書籍の参考文献からこの分野で重要な文献を見つけることができます。これらの文献を参考に，科学論文に興味をもって読みはじめる管理栄養士の方が増えていただければ嬉しいです。また，IBDの診療にかかわる医師やコメディカルの方々にも，IBDにおける栄養・食事の重要性を理解していただくために読んでいただければ幸いです。食事は生きるうえでの大切な楽しみのひとつであり，患者さんのQOLにも大きくかかわってきます。この書籍がIBDの診療だけではなく，患者さんの日常生活やQOLの向上に貢献できることを願っています。

　本書は，アメリカに留学中に出会った堀田伸勝先生や宮﨑拓郎先生，また私自身の恩師である中東真紀先生，IBD診療でご活躍されている山本隆行先生，下山貴寛先生と共同で執筆させていただきました。IBDの研究に携わる者として，臨床や研究でご活躍されている先生方と出会い，共に仕事ができたことをとても光栄に思います。最後に本書の企画・執筆・編集で大変お世話になりました堀恭子様に感謝の言葉を申し上げます。

2021年3月

著者代表　杉原康平

すべての医療従事者のみなさんに

・・・・

【栄養食事療法と患者会はとっても大切】

　1990年代，三重県津市にある遠山病院で管理栄養士として勤務していた頃，IBD患者さんを初めて担当しました。外科医師より栄養指導の依頼を受けましたが，私はIBDの治療や栄養食事療法の知識がほとんどありませんでした。当時はインターネットのような情報手段もなく，担当医に探してもらった1冊の本が，北海道札幌厚生病院の元病院長 村島義男先生や元栄養課の吉田典代先生らが最初にまとめられた「いきいきライフ：クローン病・潰瘍性大腸炎に負けない暮らしの手引き」でした。1992年9月に発行されたもので，その後も3冊の手引書を作成されています。その冊子を何度も読み返して栄養指導に備えたものです。その後，1997年2月には名古屋クローン病研究会から「クローン病読本なごやか」，2001年5月には日本炎症性腸疾患協会（CCFJ）監修による斎藤恵子先生の「安心レシピでいただきます！」などが発行されて，IBDの栄養と食事に関する書籍や情報も入手できるようになりました。2000年頃に初めて立ち上げた患者会（鈴鹿IBD友の会）は，とても小さな会でしたが，何でも話せる相談できる素敵な患者会でした。2004年頃からは各都道府県で難病相談支援センターも立ち上がり，難病患者・家族の療養や生活上の悩みや不安などの解消を図るため，電話や面談による相談，患者家族会などの活動支援，就労支援などの事業も確立されていきました。みえIBD患者会は，四日市羽津医療センターの名誉院長である松本好市先生のご尽力を得て，2004年5月に立ち上げました。現在は山本隆行先生に顧問をお願いしています。私は，患者さんや家族の方に囲まれて20年余り，みなさんから本当に多くのことを学ばせていただきました。2020年度は新型コロナウィルス（COVID-19）の感染拡大のため患者会を1度も開催できませんでしたが，電話やメールでは多くの相談を寄せていただきました。2021年度からはZoomなどを利用したオンライン患者会を中心に活動したいと思っていますが，1日も早い感染終息を願っています。

【患者さんをとりまく情報社会】

　IBDは指定難病ですので，患者さんや家族の方はとても不安な思いで毎日を過ごされます。現在では，いろんな情報がインターネットなどで簡単に入手できるようになりましたが，IBDの病期や炎症部位などにより治療方法や食事療法も違ってきます。患者さんや家族は，その情報を選別できずに実行してしまいます。以前に，潰瘍性大腸炎で顆粒球除去療法治療中の方が，家族の勧めで「免疫力を高めるサプリメント」を飲用し続けたところ，大腸に強い炎症が起こり危険な状態になってしまったことがあります。家族は「体力をつけなくては」と患者さんのためになることを常に探しています。また，寛解期に入って症状が軽減すると，薬を減量したり，止めたりしてしまう場合があります。症状がなく

ても，同じ分量を継続して服用しなければならない治療薬では，患者さんにくり返して丁寧に説明する必要があると思います。患者さんや家族が，気軽に何でも話せる医師や医療スタッフが必要であり，医療従事者は，学会などで最新情報を入手し，科学的根拠のある栄養食事療法を患者さんに伝えることが重要であると思います。

【「食べる」ことを楽しみにできること】

四日市羽津医療センターでIBDチームの一員として勤務していたとき，臨床工学技士さんが，顆粒球除去療法の治療時間を利用して，患者さんに食事のお話をしてくれました。IBDの患者さんにとって食事の話は，とても貴重であったと思います。そのために臨床工学技士さんは食事について勉強してくれました。どの職種が話しても同じ内容であること，職種間で最新情報を共有して患者さんに発信することができれば，患者さんとの信頼関係も強くなります。IBD患者さんからよく聞くのは「先生（主治医）には内緒なんだけど，焼き肉を食べてしまった」「お祭りの屋台でとうもろこしを2本完食した」など，食事の話がとても多いです。食べてしまったことで，病状が悪化したのではないかと不安になる方もいます。その不安を共有し，いっしょに対策を考えることが大切であると思います。患者さんにとって「食べる」ことが苦しいことではなく，楽しいことになるようにケアしていきたいですね。

【変化するIBD治療と栄養食事療法】

21世紀に入り，IBDの治療は劇的に変化してきました。たとえば，生物学的製剤が有効な場合には，患者さんは何でも食べられるようになります。従来どおりの食事（低脂肪，低刺激，低残渣）ではQOLを低下させてしまうかもしれません。野菜や果物は，ファイトケミカルの食材が多く，ビタミン・ミネラルもしっかり摂れます。現在では，狭窄や炎症がない寛解期には，野菜や果物（食物繊維）は積極的に摂ることをお勧めしています。個々の患者さんの病態を適切に評価して，豊かな食生活を過ごせるように支援したいです。

この本は，科学的根拠に基づいた栄養食事管理ができるように，IBDを専門に研究されているミシガン大学の杉原康平先生（栄養学博士）と米国登録栄養士である宮﨑拓郎先生が中心となり構成していただきました。また，IBD治療において，真摯に患者さんと向き合ってご活躍されている医師の山本隆行先生，堀田伸勝先生，下山貴寛先生にも執筆をお願いしました。医師や医療スタッフの思いが，一人でも多くの患者さんに伝わり，この本が，一人でも多くの患者さんの役に立つよう心から願っています。

2021年3月

鈴鹿医療科学大学 准教授　中東真紀

目 次

第1章　IBDの病態と治療法 1

第 **3** 章　**IBDにかかわる食事因子と
ガイドライン**　36

第6章　IBD患者に対する
栄養カウンセリングの実践　132

IBD の病態と治療法

1.1 IBD の病因

1 はじめに

　炎症性腸疾患（Inflammatory Bowel Disease；IBD）（以下，IBD）は潰瘍性大腸炎（Ulcerative colitis；UC），クローン病（Crohn's disease；CD）を代表とする，慢性の炎症を背景に寛解と再燃を生涯くり返す原因不明の難治性疾患である。潰瘍性大腸炎は主に粘膜に病変を生じ，大腸にびらんや潰瘍性病変を形成する。一方でクローン病は粘膜の全層の深部に炎症をきたし，肉芽腫性病変を形成し，口から肛門までのすべての消化管に病変を生じる可能性がある。またクローン病の病変はびらんや潰瘍だけではなく，消化管に孔が開いてしまう穿孔性病変，消化管の壁が周囲の臓器と癒着し孔を形成してつながってしまう瘻孔性病変，消化管の穿孔に続いて膿をつくってしまう膿瘍性病変を形成するという特徴がある。

2 世界における患者数

　現在の世界における IBD の患者の分布では，ヨーロッパと北アメリカが最も患者数が多い。2018 年に報告された総説において，最も高い有病率はヨーロッパで，人口 10 万人あたりノルウェーが潰瘍性大腸炎 505 人，ドイツがクローン病 322 人である。また北アメリカでは，人口 10 万人あたりアメリカが潰瘍性大腸炎 286 人，カナダがクローン病 319 人である。これらのヨーロッパと北アメリカの地域では，新規患者発生の割合である罹患率は高値での横ばいか減少傾向があるとする報告もある。
　一方でアフリカ，アジア，南アメリカの地域はこれまで患者数が少ない地域であったが近年は罹患率の上昇傾向が続いている[1]。

3 日本における患者数

　日本の患者数も世界全体と同様に増加傾向にあり，難病認定の際に登録される特定疾患医療受給者としての統計では，潰瘍性大腸炎，クローン病ともに増加傾向が続いている（図 1.1，図 1.2）[2]。実際の患者数は，2013 年で潰瘍性大腸炎 166,060 人で，人口 10 万人あたり 100 人程度である。また同年度におけるクローン病の患者数は 39,799 人と，人口 10 万人あたり 27 人程度であり，潰瘍性大腸炎の患者数の約 3 分の 1 よりわずかに少な

い程度である[2]。現在潰瘍性大腸炎の軽症例は難病認定から除外されているため，すべての患者が特定疾患医療受給者として認定されているわけではない。そのため特定疾患医療受給者の人数は実際の患者数より少ないことが想定されるので，すべての患者数の推移を比較するには注意が必要である。

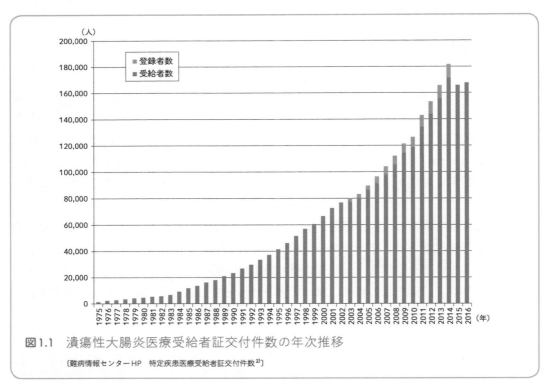

図1.1　潰瘍性大腸炎医療受給者証交付件数の年次推移

〔難病情報センターHP　特定疾患医療受給者証交付件数[2]〕

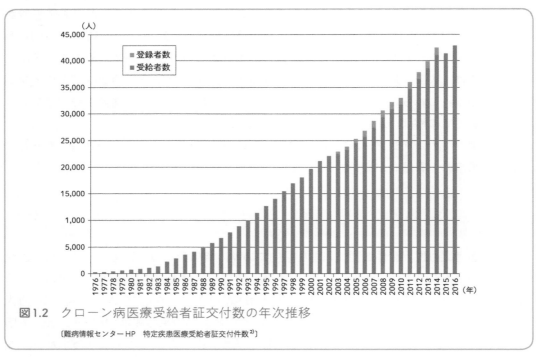

図1.2　クローン病医療受給者証交付数の年次推移

〔難病情報センターHP　特定疾患医療受給者証交付件数[2]〕

4 発症年齢と性差 （図1.3，図1.4）

　日本における潰瘍性大腸炎の発症年齢のピークは，男性20〜24歳，女性25〜29歳である。しかし若年者から高齢者まであらゆる年代で発症する疾患である。クローン病の発症年齢のピークは，男性20〜24歳，女性15〜19歳であるが，潰瘍性大腸炎と同様，小児期から高齢者まであらゆる年代で発症する可能性がある疾患である[2]。

　性差は，アジア・ヨーロッパ・北アメリカいずれも潰瘍性大腸炎に性差はない一方で，クローン病は性差があることが報告されており，アジアでは男性が多く，ヨーロッパや北アメリカでは女性が多いとされている[3]。

　日本では，アジアでの報告と同様に潰瘍性大腸炎では性差がみられず，クローン病は男性と女性の割合が約2：1と，男性が多いとされている[2]。

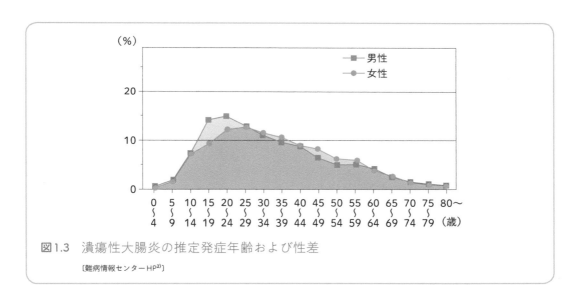

図1.3　潰瘍性大腸炎の推定発症年齢および性差

〔難病情報センターHP[2]〕

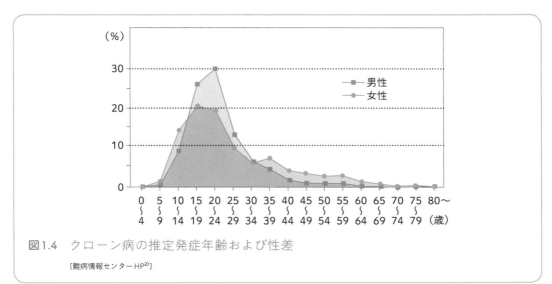

図1.4　クローン病の推定発症年齢および性差

〔難病情報センターHP[2]〕

　これまでにさまざまな研究が行われているが，現在 IBD の原因はいまだ明らかになっていない。そのような状況において，いくつかの研究で指摘されているのは，遺伝的因子を背景としてさまざまな環境因子が加わることにより発病する多因子疾患としての病態である（図 1.5）。

　多因子疾患として考えられている IBD の発症にかかわる遺伝子を疾患感受性遺伝子という。これまで複数の報告があり，たとえば 2001 年に NOD2 遺伝子の多型が欧米人のクローン病の原因と関連することが指摘されている [4]。また興味深いことに，この NOD2 遺伝子の多型は日本人には存在しないことが明らかとなっており [5]，IBD の原因遺伝子には人種差が存在する可能性がある。IBD の発症には，これらの遺伝的因子に加え，図 1.5 に示すような複数の環境因子が加わることにより発症すると考えられている。特に腸内細菌についてはこれまでのさまざまな研究から IBD との関係が指摘されている [6]。

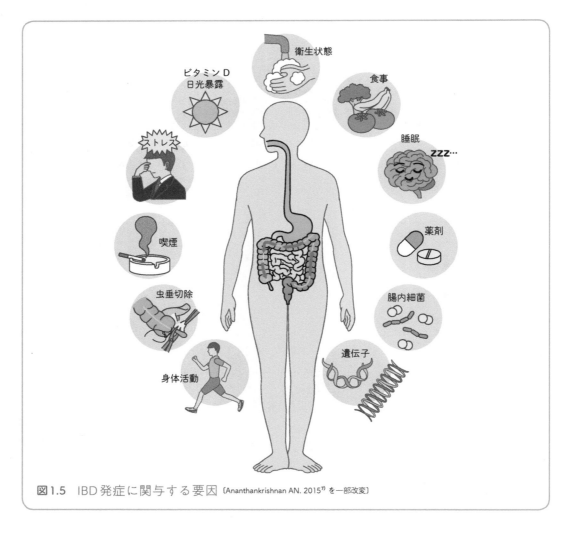

図 1.5　IBD 発症に関与する要因〔Ananthankrishnan AN. 2015[7] を一部改変〕

6　おわりに

　IBD はヨーロッパや北アメリカで最も患者数が多いが，近年ではアフリカ，アジア，南アメリカで患者数が増加し続けている。いまだ病因が明らかになっていない難治性疾患であり，主に若年で発症し，生涯にわたる治療が必要である。今後は病因の解明が進み，IBD の予防や治療法の開発につながることが望まれる。

押さえておきたいポイント

- IBD は，寛解と再燃をくり返す原因不明で，慢性の難治性疾患であり，患者数は日本を含むアジアで増加傾向である。
- 10〜20代で好発し，日本では潰瘍性大腸炎に性差はなく，クローン病は 2：1 の割合で男性が多い。
- IBD の病因は不明であるが，遺伝因子を背景としてさまざまな環境因子が加わることによって発症する多因子疾患と考えられている。

［参考文献］

1) Ng SC, et al. Worldwide incidence and prevalence of inflammatory bowel disease in the 21st century: a systematic review of population-based studies. Lancet. 2018；390(10114)：2769-2778.
2) 難病情報センター HP　https://www.nanbyou.or.jp/［閲覧日 2021 年 2 月 19 日］
3) Ng SC. Epidemiology of inflammatory bowel disease: focus on Asia. Best Pract. Res. Clin. Gastroenterol. 2014；28(3)：363-372.
4) Hugot JP, et al. Association of NOD2 leucine-rich repeat variants with susceptibility to Crohn's disease. Nature. 2001；411, 599-603.
5) Inoue N, et al. Lack of Common NOD2 Variants in Japanese Patients With Crohn's Disease. Gastroenterology. 2002；123(1)：86-91.
6) Nagalingam NA, et al. Role of the Microbiota in Inflammatory Bowel Diseases. Inflamm. Bowel Dis. 2012；18(5)：968-984.
7) Ananthakrishnan AN. Epidemiology and risk factors for IBD. Nat Rev Gastroenterol Hepatol. 2015；12(4)：205-217.

1.2　IBD の病状・診断・検査

1　潰瘍性大腸炎

❶ 病態

　潰瘍性大腸炎は「主として粘膜を侵し，しばしばびらんや潰瘍を形成する大腸の原因不明のびまん性非特異性炎症を生じる疾患」と定義されている[1]。その診断の契機となるの

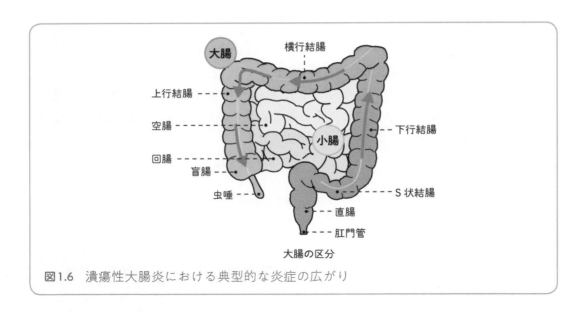

図1.6　潰瘍性大腸炎における典型的な炎症の広がり

は，「持続性または反復性の粘血便・血性下痢」である。このような症状が認められた場合に潰瘍性大腸炎の可能性が疑われるが，一方で他の疾患ではないことを確認する，すなわち適切に除外診断を行った後に確定診断に至ることが非常に大切である。また，典型的には大腸の炎症は直腸からはじまり，その後，連続的にS状結腸，下行結腸，横行結腸，上行結腸，盲腸へ，より口側の深部大腸に広がっていく形態をとる（図1.6）。そのような粘膜の炎症の程度は，軽度であれば正常では認められる血管透見像が減少し，発赤などを認めるのみだが，悪化するにつれて血管透見像が失われて粘膜が脆弱になり，びらんや潰瘍，出血などを呈する状態となる。その粘膜の炎症が典型的な症状である粘血便，血性下痢となって自覚されるのである。また大腸以外にも，皮膚，関節，胆管などさまざまな部位に腸管外合併症としての病変を生じる可能性がある。さらに大腸の炎症が長期間生じることが契機となり，炎症性発がんとしての大腸がんを発症する可能性があるため，発症後に長期間経過した患者は定期的な内視鏡検査を行うことが非常に重要である。

❷ 診断・検査

潰瘍性大腸炎の診断のためには，既述のとおりまず適切な除外診断を行うことが大切である。そのため問診では，食事内容，海外渡航歴，抗菌薬服用歴，放射線照射歴などを確認し，バイタルサイン（脈拍，血圧，体温）や身体診察に加えて血液検査，便の検体を用いた細菌培養，寄生虫学的検査を行うことが必要である。実際の臨床現場では，その後，大腸内視鏡検査により病変部の組織検査（生検）を行い，ほかに上部消化管内視鏡検査，小腸内視鏡検査，小腸カプセル内視鏡等の検査，CT，MRIなどを必要に応じて追加することで診断基準（表1.1）に準じることで確定診断に至る。このような診断の手順はフローチャートとして報告されているので非常に有用である（図1.7）。

確定診断後は，その後の治療方針を検討する必要があるが，その際には病型と重症度の2つの情報が得られることで治療方針を決定することが可能となる。病型は大腸の炎症が

表1.1　潰瘍性大腸炎の診断基準

診断の基準

A. 臨床症状：持続性または反復性の粘血・血便，あるいはその既往がある。

B. ①内視鏡検査：ⅰ）粘膜はびまん性におかされ，血管透見像は消失し，粗ぞうまたは細顆粒状を呈する。さらに，もろくて易出血性（接触出血）を伴い，粘血膿性の分泌物が付着しているか，ⅱ）多発性のびらん，潰瘍あるいは偽ポリポーシスを認める。ⅲ）原則として病変は直腸から連続して認める。
②注腸X線検査：ⅰ）粗ぞうまたは細顆粒状の粘膜表面のびまん性変化，ⅱ）多発性のびらん，潰瘍，ⅲ）偽ポリポーシスを認める。その他，ハウストラの消失（鉛管像）や腸管の狭小・短縮が認められる。

C. 生検組織学的検査：活動期では粘膜全層にびまん性炎症性細胞浸潤，陰窩膿瘍，高度な杯細胞減少が認められる。いずれも非特異的所見であるので，総合的に判断する。寛解期では腺の配列異常（蛇行・分岐），萎縮が残存する。上記変化は通常直腸から連続性に口側にみられる。

確診例：
　［1］AのほかBの①または②，およびCを満たすもの。
　［2］Bの①または②，およびCを複数回にわたって満たすもの。
　［3］切除手術または剖検により，肉眼的および組織学的に本症に特徴的な所見を認めるもの。

〈注1〉確診例は次の疾患が除外できたものとする。細菌性赤痢，クロストリディウム・ディフィシル腸炎，アメーバ性大腸炎，サルモネラ腸炎，カンピロバクタ腸炎，大腸結核，クラミジア腸炎などの感染性腸炎が主体で，その他にクローン病，放射線大腸炎，薬剤性大腸炎，リンパ濾胞増殖症，虚血性大腸炎，腸管型ベーチェット病など

〈注2〉所見が軽度で診断が確実でないものは「疑診」として取り扱い，後日再燃時などに明確な所見が得られたときに本症と「確診」する。

〈注3〉鑑別困難例
クローン病と潰瘍性大腸炎の鑑別困難例に対しては経過観察を行う。その際，内視鏡や生検所見を含めた臨床像で確定診断がえられない症例はinflammatory bowel disease unclassified（IBDU）とする。また，切除術後標本の病理組織学的な検索を行っても確定診断がえられない症例はindeterminate colitis（IC）とする。経過観察により，いずれかの疾患のより特徴的な所見が出現する場合がある。

〔厚生労働科学研究費補助金　難治性疾患等政策研究事業　「難治性炎症性腸管障害に関する調査研究」（鈴木班），2019[1]〕

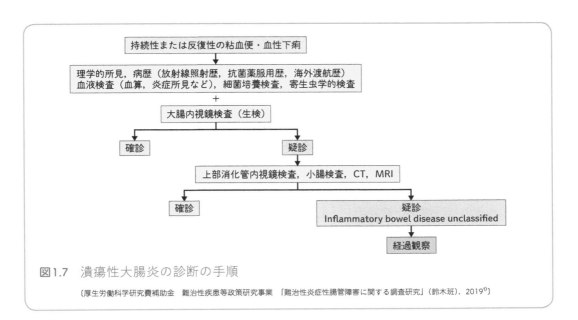

図1.7　潰瘍性大腸炎の診断の手順

〔厚生労働科学研究費補助金　難治性疾患等政策研究事業　「難治性炎症性腸管障害に関する調査研究」（鈴木班），2019[1]〕

表1.2　潰瘍性大腸炎の臨床的重症度分類

臨床的重症度による分類			
	重症　severe	中等症　moderate	軽症　mild
1）排便回数	6回以上		4回以下
2）顕血便	（＋＋＋）		（＋）〜（−）
3）発熱	37.5℃以上		（−）
4）頻脈	90/分以上	重症と軽症との中間	（−）
5）貧血	Hb 10 g/dL以下		（−）
6）赤沈	30 mm/h以上		正常
またはCRP	3.0 mg/dl以上		正常

〈注1〉　顕血便の判定
　　　（−）血便なし
　　　（＋）排便の半数以下でわずかに血液が付着
　　　（＋＋）ほとんどの排便時に明らかな血液の混入
　　　（＋＋＋）大部分が血液
〈注2〉　軽症の3），4），5）の（−）とは37.5℃以上の発熱がない。90/分以上の頻脈がない，Hb10g/dL以下の貧血がない，ことを示す。
〈注3〉　CRPの正常値は施設の基準値とする。
〈注4〉　重症とは1）および2）の他に全身症状である3）または4）のいずれかを満たし，かつ6項目のうち4項目以上を満たすものとする。軽症は6項目すべて満たすものとする。
〈注5〉　中等症は重症と軽症の中間にあたるものとする。
〈注6〉　潰瘍性大腸炎による臨床症状（排便回数，顕血便）を伴わない赤沈やCRPの高値のみで中等症とは判定しない。
〈注7〉　重症の中でも特に症状が激しく重篤なものを劇症とし，発症の経過により，急性劇症型と再燃劇症型に分ける。劇症の診断基準は以下の5項目をすべて満たすものとする。
　　　①重症基準を満たしている。
　　　②15回/日以上の血性下痢が続いている。
　　　③38℃以上の持続する高熱がある。
　　　④10,000/mm³以上の白血球増多がある。
　　　⑤強い腹痛がある
〔厚生労働科学研究費補助金　難治性疾患等政策研究事業　「難治性炎症性腸管障害に関する調査研究」（鈴木班）. 2019[1]〕

及ぶ範囲で決定され，全大腸炎型，左側大腸炎型，直腸炎型，右側あるいは区域性大腸炎型に分類される。また重症度は排便回数，血便，発熱，頻脈，貧血，赤沈またはCRPの6項目により軽症，中等症，重症に分類される（表1.2）。

2　クローン病

❶ 病態

　クローン病は「主に10歳から20歳代の若年者に好発する，原因不明の免疫異常などが考えられる肉芽腫性炎症性疾患」として定義されている[1]。病変の好発部位は回腸末端であるが，口腔から食道，胃，十二指腸，小腸，大腸のすべての消化管に病変を生じうる疾患である。病変は粘膜の病変であるびらんや潰瘍だけではなく穿孔性病変，瘻孔性病変また膿瘍を形成するという特徴がある。

　また消化管以外にも眼，皮膚，関節などさまざまな部位に腸管外合併症としての病変を

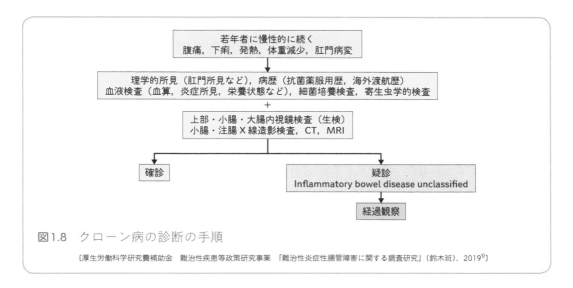

図1.8　クローン病の診断の手順

〔厚生労働科学研究費補助金　難治性疾患等政策研究事業　「難治性炎症性腸管障害に関する調査研究」（鈴木班），2019[1]〕

生じる可能性がある。さらに痔瘻や裂孔などの肛門部の病
変を呈することがあるのも特徴である。これらの病変を反
映することにより症状としては腹痛，下痢などの消化管症
状だけではなく発熱，体重減少，関節痛などさまざまな全
身症状を生じることがある。

　クローン病においても潰瘍性大腸炎と同様に発症から長
期間経過すると，小腸や大腸，さらに肛門部にがんを生じ
る可能性があるため，定期的な検査を継続することが非常
に重要である。

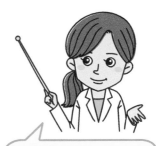

クローン病の患者さんは
肛門部に病変を伴うた
め，最初は痔瘻と思って
いる方も多いです。

❷ 診断・検査

　主に若年者が慢性的に腹痛，下痢，発熱，体重減少，肛門病変などを呈する場合にク
ローン病が診断される契機となる（図1.8）。その際には感染性腸炎などの他の疾患を除外
するために食事内容，抗菌薬服用歴，海外渡航歴などの問診を行い，肛門部や皮膚を含め
た身体診察を行う。その後，血液検査，便の検体を用いた細菌培養，寄生虫学的検査の実
施が必要である。さらに口腔から肛門部までのすべての消化管に病変を生じる可能性があ
るため，上部消化管（胃カメラ）・大腸内視鏡（大腸カメラ）検査を行う。大腸内視鏡検
査を行う際には，小腸の肛門側の構造としての回腸と大腸をつなぐバウヒン弁を同定し，
同部位より口側，すなわち病変の好発部位である回腸末端を評価することが大切である。

　ここまでの検査でまだ評価できていない小腸を調べるためには，小腸X線造影検査，
小腸カプセル内視鏡や小腸内視鏡検査が必要である。さらに最近では超音波検査，CT，
MRIなどにより小腸病変の評価を行うことが可能になってきている。特に超音波検査や
MRIは小腸X線造影検査やCTとは異なり放射線被曝の危険性がないため小腸カプセル
内視鏡とともに推奨されている[2]。

表1.3　クローン病の診断基準

診断の基準

（1）主要所見
　　A. 縦走潰瘍〈注1〉
　　B. 敷石像
　　C. 非乾酪性類上皮細胞肉芽腫〈注2〉

（2）副所見
　　a. 消化管の広範囲に認める不整形～類円形潰瘍またはアフタ〈注3〉
　　b. 特徴的な肛門病変〈注4〉
　　c. 特徴的な胃・十二指腸病変〈注5〉

確診例：
　　［1］主要所見のAまたはBを有するもの。〈注6〉
　　［2］主要所見のCと副所見のaまたはbを有するもの。
　　［3］副所見のa, b, cすべてを有するもの。

疑診例：
　　［1］主要所見のCと副所見のcを有するもの。
　　［2］主要所見のAまたはBを有するが潰瘍性大腸炎や腸管型ベーチェット病，単純性
　　　　潰瘍，虚血性腸病変と鑑別ができないもの。
　　［3］主要所見のCのみを有するもの。〈注7〉
　　［4］副所見のいずれか2つまたは1つのみを有するもの。

〈注1〉　腸管の長軸方向に沿った潰瘍で，小腸の場合は，腸間膜付着側に好発する。典型的には4～5 cm以上の長さを有するが，長さは必須ではない。
〈注2〉　連続切片作成により診断率が向上する。消化管に精通した病理医の判定が望ましい。
〈注3〉　消化管の広範囲とは病変の分布が解剖学的に複数の臓器すなわち上部消化管（食道，胃，十二指腸），小腸および大腸のうち2臓器以上にわたる場合を意味する。典型的には縦列するが，縦列しない場合もある。また，3か月以上恒存することが必要である。なお，カプセル内視鏡所見では，十二指腸・小腸においてKerckring襞上に輪状に多発する場合もある。腸結核，腸管型ベーチェット病，単純性潰瘍，NSAIDs潰瘍，感染性腸炎の除外が必要である。
〈注4〉　裂肛，cavitating ulcer，痔瘻，肛門周囲膿瘍，浮腫状皮垂など。Crohn病肛門病変肉眼所見アトラスを参照し，クローン病に精通した肛門病専門医による診断が望ましい。
〈注5〉　竹の節状外観，ノッチ様陥凹など。クローン病に精通した専門医の診断が望ましい。
〈注6〉　縦走潰瘍のみの場合，虚血性腸病変や潰瘍性大腸炎を除外することが必要である。敷石像のみの場合，虚血性腸病変や4型大腸がんを除外することが必要である。
〈注7〉　腸結核などの肉芽腫を有する炎症性疾患を除外することが必要である。

〔厚生労働科学研究費補助金　難治性疾患等政策研究事業　「難治性炎症性腸管障害に関する調査研究」（鈴木班）. 2019[1]〕

　これらの検査によりクローン病に特徴的な縦走潰瘍，敷石像，生検組織中の非乾酪性類上皮細胞肉芽腫などを確認することで確定診断に至る（表1.3）。確定診断後にはクローン病の治療方針にもかかわる病型（小腸型，小腸大腸型，大腸型），重症度（軽症，中等症，重症）（表1.4），皮膚や肛門部等の病変の評価を行うことが大切である。

3　おわりに

　潰瘍性大腸炎は粘血便や血性下痢などを契機に疑われることが多い。一方，クローン病は腹痛，下痢，発熱，体重減少，肛門病変など比較的多彩な症状を呈することがあるので，

表1.4　クローン病の臨床的重症度分類

重症度分類類				
治療に際し，重症度分類を下記の項目を参考に行う。				
	CDAI*	合併症	炎症（CRP値）	治療反応
軽 症	150〜220	なし	わずかな上昇	
中等症	220〜450	明らかな腸閉塞などなし	明らかな上昇	軽症治療に反応しない
重 症	450＜	腸閉塞，膿瘍など	高度上昇	治療反応不良

＊：CDAI（Crohn's disease activity index）クローン病の重症度評価の指標
〔厚生労働科学研究費補助金　難治性疾患等政策研究事業「難治性炎症性腸管障害に関する調査研究」（鈴木班）．2019[1]〕

診断に苦慮することがある。また，潰瘍性大腸炎とクローン病のそれぞれにおける確定診断の際には，他の疾患ではないことを確認する，すなわち適切な除外診断を行うことが非常に大切である。確定診断後には，特に長期間経過後のがんの発生にも注意が必要である。

 押さえておきたいポイント

- 潰瘍性大腸炎は，大腸の原因不明のびまん性非特異性炎症を生じる疾患であり，持続的な粘血便・血性下痢が診断の契機となることが多い。
- 潰瘍性大腸炎の診断では，適切な除外診断を行うことが重要であり，確定診断後は病型と重症度をもとに治療方針を決定する。
- クローン病は，原因不明の肉芽腫性炎症性疾患と定義されており，回腸末端に好発するが，口腔から食道，胃，十二指腸，小腸，大腸のすべての消化管に病変を生じうる点が潰瘍性大腸炎と異なる。
- クローン病の診断では，特徴的な縦走潰瘍，敷石像，非乾酪性類上皮細胞肉芽腫，肛門病変などを確認することが大切である。

［参考文献］
1) 厚生労働科学研究費補助金 難治性疾患等政策研究事業「難治性炎症性腸管障害に関する調査研究」（鈴木班）：潰瘍性大腸炎・クローン病 診断基準・治療指針 平成30年度分担研究報告書．2019.
2) Maaser C, et al. ECCO-ESGAR Guideline for Diagnostic Assessment in IBD Part 1: Initial Diagnosis, Monitoring of Known IBD, Detection of Complications. J Crohns Colitis. 2019 Feb 1；13（2）：144-164.

1.3 IBDの内科的治療

1 IBD治療の原則

　IBDの治療に共通する内容として，炎症を抑え込む「寛解導入療法」と炎症が沈静化して病状が落ち着いた状態を維持する「寛解維持療法」を区別して考えることが大切である。たとえば潰瘍性大腸炎の治療においてステロイドは「寛解導入療法には有効だが，寛解維持療法には無効」とされているが，5-アミノサリチル酸製剤（5-ASA製剤）は「寛解導入療法と寛解維持療法の両方に有効」というようにそれぞれの治療方法の特徴を理解することが大切である。またIBDの治療においては内科的治療と外科的治療はともに重要な治療法であり，必要に応じて内科医と外科医の連携を行うことが大切である。それにより適切なタイミングで必要な治療法を用いることができ，さらなる重症化や合併症を防ぐことにつながり，患者の生活の質（Quality of life；QOL）の低下を防ぐことが可能となる。

2 潰瘍性大腸炎

❶ 治療方針の立て方

　病型（直腸炎型，左側大腸炎型，全大腸炎型）と重症度（軽症，中等症，重症，劇症）を評価することが治療方針決定の最初の段階である。その結果に基づき治療指針（表1.5）に準じて寛解導入療法，寛解維持療法のそれぞれを行う。特に重症と劇症では外科医と常に連携をとることが可能な施設での治療が必要であり，自施設で対応が困難な状況があれば転院も含めて検討を行い，適切なタイミングで外科的治療を行うことができる環境を整えることが重要である。

❷ 内科的治療：寛解導入療法

　それぞれの病型に応じた治療を行うことが必要である。直腸炎型では，5-ASA製剤（メサラジン，サラゾスルファピリジン）の局所製剤（坐剤，注腸剤）と経口剤（メサラジン時間依存性製剤，メサラジンpH依存性製剤，サラゾスルファピリジン）を組み合わせて対応する。これらで改善が得られない場合にはステロイドの局所製剤（坐剤，注腸剤，フォーム剤）を追加し，その後も治療抵抗性の場合にはステロイドの全身投与（経口剤，注射剤）での治療も検討する。

　左側大腸炎型・全大腸炎型では，軽症・中等症では5-ASA製剤（メサラジン，サラゾスルファピリジン）の

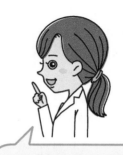

サラゾスルファピリジンは，尿の色が黄色〜黄赤色になることも知っておくといいでしょう。

表1.5　令和元年度　潰瘍性大腸炎治療指針（内科）

寛解導入療法

		軽 症	中等症	重 症	劇 症
左側大腸炎型 全大腸炎型		経口剤：5-ASA製剤 注腸剤：5-ASA注腸，ステロイド注腸 フォーム剤：ブデソニド注腸フォーム剤 ※中等症で炎症反応が強い場合や上記で改善ない場合はプレドニゾロン経口投与 ※さらに改善なければ重症またはステロイド抵抗例への治療を行う ※直腸部に炎症を有する場合はペンタサ坐剤が有用		● プレドニゾロン点滴静注 ※状態に応じ以下の薬剤を併用 経口剤：5-ASA製剤 注腸剤：5-ASA注腸，ステロイド注腸 ※改善なければ劇症またはステロイド抵抗例の治療を行う ※状態により手術適応の検討	● 緊急手術の適応を検討 ※外科医と連携のもと，状況が許せば以下の治療を試みてもよい。 ● ステロイド大量静注療法 ● タクロリムス経口 ● シクロスポリン持続静注療法* ● インフリキシマブ点滴静注 ※上記で改善なければ手術
直腸炎型		経口剤：5-ASA製剤 坐 剤：5-ASA坐剤，ステロイド坐剤 注腸剤：5-ASA注腸，ステロイド注腸 フォーム剤：ブデソニド注腸フォーム剤		※安易なステロイド全身投与は避ける	
難治例		ステロイド依存例 免疫調節薬：アザチオプリン・6-MP* ※（上記で改善しない場合）： 血球成分除去療法・タクロリムス経口・インフリキシマブ点滴静注・アダリムマブ皮下注射・ゴリムマブ皮下注射・トファシチニブ経口・ベドリズマブ点滴静注を考慮してもよい ※トファシチニブ経口はチオプリン製剤との併用は禁忌		ステロイド抵抗例 中等症：血球成分除去療法・タクロリムス経口・インフリキシマブ点滴静注・アダリムマブ皮下注射・ゴリムマブ皮下注射・トファシチニブ経口・ベドリズマブ点滴静注 重 症：血球成分除去療法・タクロリムス経口・インフリキシマブ点滴静注・アダリムマブ皮下注射・ゴリムマブ皮下注射・トファシチニブ経口・ベドリズマブ点滴静注・シクロスポリン持続静注療法* ※アザチオプリン・6-MP*の併用を考慮する（トファシチニブ以外） ※改善がなければ手術を考慮	

寛解維持療法

		非難治例	難治例
		5-ASA製剤（経口剤・注腸剤・坐剤）	5-ASA製剤（経口剤・注腸剤・坐剤） 免疫調節薬（アザチオプリン，6-MP*），インフリキシマブ点滴静注**，アダリムマブ皮下注射**・ゴリムマブ皮下注射**，トファシチニブ経口**，ベドリズマブ点滴静注**

*：現在保険適応には含まれていない，**：それぞれ同じ薬剤で寛解導入した場合に維持療法として継続投与する
5-ASA経口剤（ペンタサ®顆粒/錠，アサコール®錠，サラゾピリン®錠，リアルダ®錠），5-ASA注腸剤（ペンタサ®注腸），5-ASA坐剤（ペンタサ®坐剤，サラゾピリン®坐剤）
ステロイド注腸剤（プレドネマ®注腸，ステロネマ®注腸），ブデソニド注腸フォーム剤（レクタブル®注腸フォーム），ステロイド坐剤（リンデロン®坐剤）
※（治療原則）内科治療への反応性や薬物による副作用あるいは合併症などに注意し，必要に応じて専門家の意見を聞き，外科治療のタイミングなどを誤らないようにする。薬用量や治療の使い分け，小児や外科治療など詳細は本文を参照のこと。

〔厚生労働科学研究費補助金　難治性疾患等政策研究事業　「難治性炎症性腸管障害に関する調査研究」（鈴木班），2019[1]〕

表1.6 NUDT15遺伝子多型の分類と免疫調節薬の開始方法

NUDT15 遺伝子 検査結果	日本人での 頻度	通常量で開始した場合の副作用頻度		チオプリン 製剤の 開始方法
		急性高度 白血球減少	全脱毛	
Arg/Arg	81.1%	稀（< 0.1%）	稀（< 0.1%）	通常量で開始
Arg/His				
Arg/Cys	17.8%	低（< 5%）	低（< 5%）	減量して開始
Cys/His	< 0.05%	高（> 50%）		
Cys/Cys	1.1%	必発	必発	服用を回避

〔厚生労働科学研究費補助金　難治性疾患等政策研究事業　「難治性炎症性腸管障害に関する調査研究」（鈴木班）. 2019[1]〕

経口剤（メサラジン時間依存性製剤，メサラジンpH依存性製剤，サラゾスルファピリジン）と局所製剤（坐剤，注腸剤）を組み合わせて対応する。これらで改善が得られない場合にはステロイドの局所製剤（坐剤，注腸剤，フォーム剤）を追加し，その後も治療抵抗性の場合にはステロイド経口剤（プレドニゾロン30〜40 mg）を使用する。効果不十分の場合にはステロイド注射剤（プレドニゾロン点滴40〜80 mg）での治療検討も必要となる。これらで効果があればステロイドを漸減・中止とし，効果がなければ重症またはステロイド抵抗例への治療を行う。

　左側大腸炎型・全大腸炎型の重症では全身管理とともに初期からステロイド注射剤（プレドニゾロン点滴40〜80 mg）を行い，効果があればステロイドを漸減・中止とし，効果がなければさらなる内科的治療（タクロリムス，インフリキシマブなど）や外科的治療の検討が必要である。また難治例（ステロイド抵抗性，ステロイド依存性）の場合には，免疫調節薬（アザチオプリン，6-MP*（＊：現在，保険適応には含まれていない。以下同），血球成分除去療法，タクロリムス，また他の治療方法（インフリキシマブ，アダリムマブ，ゴリムマブ，トファシチニブ，ベドリズマブ，ウステキヌマブ）の使用を検討する。

　免疫調節薬の初回治療の場合には，高度の白血球減少，全脱毛の副作用リスクの評価として保険適応であるNUDT15遺伝子多型の検査を行うことが大切である（表1.6）。劇症では緊急手術の適応を常に検討し，外科医との連携のもとでステロイド大量静注療法やインフリキシマブなどの使用を検討する。

❸ 内科的治療：寛解維持療法

　すべての病型に共通して5-ASA製剤の局所製剤（坐剤，注腸剤）と経口剤を組み合わせて行う。寛解維持療法における5-ASA製剤の服薬コンプライアンスの低下が予後を悪化させることがすでに報告されており[2]，服薬指導は非常に大切である。また難治例に対しては免疫調節薬や他の治療方法（インフリキシマブ，アダリムマブ，ゴリムマブ，トファシチニブ，ベドリズマブ，ウステキヌマブ）を組み合わせて行うことが必要となる。

❶ 治療方針の立て方

重症度（軽症，中等症，重症）を評価することが治療方針決定の最初の段階である。その結果に基づき治療指針（表1.7）に準じて寛解導入療法，寛解維持療法を行っていく。いずれの重症度においても薬物治療に加えて栄養療法の併用を考慮することが大切である。また最近では中等症から重症ではいわゆる予後不良因子（40歳未満の発症，広範な小腸病変，肛門病変など）を有する症例では初期治療導入後に治療効果判定を行い，効果不十分の場合には早期に抗TNF製剤などを用いた治療を行うAccelerated step-careの戦略[3]が一般的になってきている。このようにしてTreat to Target strategy（目標達成をめざした治療戦略）として治療目標を定め，治療開始後には定期的な経過観察を，半年から1年を目安に治療効果判定を行い，効果不十分の場合には積極的に治療強化の検討をすることが大切である。

❷ 内科的治療：寛解導入療法

軽症から中等症では，ステロイド経口剤（ブデソニド）または5-ASA経口剤を用いる。また経腸栄養療法（成分栄養剤，消化態栄養剤）を併用する。栄養療法は1日の必要カロリーの半分程度の900 kcal/日程度が有用であるが，患者の受容性が非常に大切であり受容性が低い場合は半消化態栄養剤を用いてもよい。中等症から重症においては，既述の軽症から中等症の治療内容に加えて病状に応じてステロイド経口剤（プレドニゾロン）や抗菌薬（メトロニダゾール，シプロフロキサシンなど）を用いることもある。これらの治療で寛解導入ができない場合には他の治療方法（インフリキシマブ，アダリムマブ，ウステキヌマブ，ベドリズマブ）を使用し，さらに大腸病変に対しては血球成分除去療法の併用を検討する。

さらに重症例（病勢が重篤，高度な合併症を有する）ではまず外科的治療を検討したうえで，内科的治療を行う場合にはステロイド経口剤（プレドニゾロン）または静注剤を使用する。ステロイドが無効な場合には他の治療方法（インフリキシマブ，アダリムマブ，ウステキヌマブ，ベドリズマブ）の投与を検討する。また著明な栄養低下，広範な小腸病変などがある場合には絶食とし，完全静脈栄養療法を行う。肛門部の病変（痔瘻・肛門周囲膿瘍など）に対してはまず外科的治療を行い，さらに抗菌薬を用いて病状がコントロールされた後に他の治療方法（インフリキシマブ，アダリムマブ，ウステキヌマブ，ベドリズマブ）を行う。また腸管の狭窄に関しては，内視鏡的バルーン拡張術や外科的治療を行うことで対応する。

❸ 内科的治療：寛解維持療法

在宅経腸栄養療法，5-ASA経口剤，免疫調節薬（アザチオプリン，6-MP*）が用いられる。特にステロイド経口剤（プレドニゾロン）で寛解導入された後のステロイドの減量・離脱が困難な場合には免疫調節薬を使用する必要がある。またインフリキシマブ，ア

表1.7　令和元年度　クローン病治療指針（内科）

活動期の治療（病状や受容性により，栄養療法・薬物療法・あるいは両者の組み合わせを行う）

軽症～中等症	中等症～重症	重症（病勢が重篤，高度な合併症を有する場合）
薬物療法 ● ブデソニド ● 5-ASA製剤 　ペンタサ®顆粒/錠， 　サラゾピリン®錠（大腸病変） **栄養療法（経腸栄養療法）** 許容性があれば栄養療法 経腸栄養剤としては， ● 成分栄養剤（エレンタール®） ● 消化態栄養剤（ツインライン®など）を第一選択として用いる ※受容性が低い場合は半消化態栄養剤を用いてもよい ※効果不十分の場合は中等症～重症に準じる	**薬物療法** ● 経口ステロイド（プレドニゾロン） ● 抗菌薬（メトロニダゾール*，シプロフロキサシン*など） ※ステロイド減量・離脱が困難な場合：アザチオプリン，6-MP* ※ステロイド・栄養療法などの通常治療が無効/不耐な場合：インフリキシマブ・アダリムマブ・ウステキヌマブ・ベドリズマブ **栄養療法（経腸栄養療法）** ● 成分栄養剤（エレンタール®） ● 消化態栄養剤（ツインライン®など）を第一選択として用いる ※受容性が低い場合は半消化態栄養剤を用いてもよい **血球成分除去療法の併用** ● 顆粒球吸着療法（アダカラム®） ※通常治療で効果不十分・不耐で大腸病変に起因する症状が残る症例に適応	外科治療の適応を検討したうえで以下の内科治療を行う **薬物療法** ● ステロイド経口または静注 ● インフリキシマブ・アダリムマブ・ウステキヌマブ・ベドリズマブ（通常治療抵抗例） **栄養療法** ● 経腸栄養療法 ● 絶食の上，完全静脈栄養療法（合併症や重度度が特に高い場合） ※合併症が改善すれば経腸栄養療法へ ※通過障害や膿瘍がない場合はインフリキシマブ・アダリムマブ・ウステキヌマブ・ベドリズマブを併用してもよい

寛解維持療法	肛門病変の治療	狭窄/瘻孔の治療	術後の再発予防
薬物療法 ● 5-ASA製剤 　ペンタサ®顆粒/錠 　サラゾピリン®錠（大腸病変） ● アザチオプリン ● 6-MP* ● インフリキシマブ・アダリムマブ・ウステキヌマブ・ベドリズマブ （インフリキシマブ・アダリムマブ・ウステキヌマブ・ベドリズマブにより寛解導入例では選択可） **在宅経腸栄養療法** ● エレンタール®，ツインライン®等を第一選択として用いる ※受容性が低い場合は半消化態栄養剤を用いてもよい ※短腸症候群など，栄養管理困難例では在宅中心静脈栄養法を考慮する	まず外科治療の適応を検討する ドレナージやシートン法など 内科的治療を行う場合 ● 痔瘻・肛門周囲膿瘍 　メトロニダゾール*，抗菌剤・抗生物質 　インフリキシマブ・アダリムマブ・ウステキヌマブ ● 裂肛，肛門潰瘍： 　腸管病変に準じた内科的治療 ● 肛門狭窄：経肛門的拡張術	**【狭窄】** ● まず外科治療の適応を検討する ● 内科的治療により炎症を沈静化し，潰瘍が消失・縮小した時点で，内視鏡的バルーン拡張術 **【瘻孔】** ● まず外科治療の適応を検討する ● 内科的治療（外瘻）としてはインフリキシマブ　アダリムマブ　アザチオプリン	寛解維持療法に準ずる **薬物治療** ● 5-ASA製剤 　ペンタサ®顆粒/錠 　サラゾピリン®錠（大腸病変） ● アザチオプリン ● 6-MP* **栄養療法** ● 経腸栄養療法 ※薬物療法との併用も可

＊：現在保険適応には含まれていない

※（治療原則）内科治療への反応性や薬物による副作用あるいは合併症などに注意し，必要に応じて専門家の意見を聞き，外科治療のタイミングなどを誤らないようにする。薬用量や治療の使い分け，小児や外科治療など詳細は本文を参照のこと。

〔厚生労働科学研究費補助金　難治性疾患等政策研究事業　「難治性炎症性腸管障害に関する調査研究」（鈴木班），2019[1]〕

ダリムマブ，ウステキヌマブ，ベドリズマブなどの治療薬で寛解導入された症例に対しては，同薬剤による寛解維持療法が有効である。クローン病は経過中に手術が必要となることが珍しくない。複数回の小腸切除により短腸症候群をきたした症例の場合には在宅中心静脈栄養が必要となる。

④ 外科手術後の内科的治療

術後再発予防の治療法はまだ確立されておらず，一般的な内科的治療の寛解維持療法に準じて対応されることが多い。また再発した場合の寛解導入療法も一般的な内科的治療の寛解導入療法に準じて対応される。

4　おわりに

IBD の内科的治療は寛解導入療法と寛解維持療法の違いを区別することが大切である。それぞれの治療において病型，重症度に加え，特にクローン病では栄養療法を行うこと，また肛門部の病変に対しては外科的治療を優先させることなどが特徴的である。内科的治療は使用する薬剤が多岐にわたるが，それぞれの治療薬の特徴や副作用などを理解したうえで，適切に使用していくことが重要である。

押さえておきたいポイント

- IBDの治療は，炎症を抑える「寛解導入療法」と炎症が沈静化して病状が落ち着いた状態を維持する「寛解維持療法」を区別して考えることが重要である。
- 潰瘍性大腸炎では，病型（直腸炎型，左側大腸炎型，全大腸炎型）と重症度（軽症，中等症，重症，劇症）を評価し，それに基づき治療指針に沿って治療が行われる。
- クローン病では，重症度（軽症，中等症，重症）を評価し，その結果に基づき治療指針に準じて治療法が選択されるが，いずれの重症度においても薬物治療に加えて栄養療法の併用を考慮することが大切である。
- クローン病では肛門部の病変（痔瘻・肛門周囲膿瘍など）がある場合にはまず外科的治療を優先させ，その後に内科的治療を行う。また腸管の狭窄性病変に関しては，内視鏡的バルーン拡張術や外科的治療を行うことで対応する。

[参考文献]

1) 厚生労働科学研究費補助金 難治性疾患等政策研究事業「難治性炎症性腸管障害に関する調査研究」（鈴木班）：潰瘍性大腸炎・クローン病 診断基準・治療指針 平成30年度分担研究報告書. 2019.
2) Kane S, et al. Medication nonadherence and the outcomes of patients with quiescent ulcerative colitis. Am J Med. 2003 Jan；114(1)：39-43.
3) Sandborn WJ, et al. Treating Beyond Symptoms With a View to Improving Patient Outcomes in Inflammatory Bowel Diseases. J Crohns Colitis. 2014 Sep；8(9)：927-935.

1.4 IBDの外科的治療

1 はじめに

IBDにおける最近の薬物療法の進歩は目覚ましく，内科的治療成績は著しく向上した。一方，薬剤に不応で外科的治療が必要となる患者も存在する。外科的治療の主な目的は，全身状態が不良な重症患者の救命や難治性により社会生活に支障をきたす患者における生活レベルの回復である。ここでは，IBDに対する手術適応・術式・術後合併症について解説する。また，治療を行う際のチーム医療の重要性についても述べる。

2 外科的治療における多職種連携チーム医療の必要性

IBDにおいては，多職種のスタッフでカンファレンスを開き，患者の情報を共有して意見を交換し，チームで治療を進めることが望ましい（図1.9）。特に手術のタイミングは重要で，手術時期が遅れると術後合併症が発生し，重篤な状態に陥ることもある。したがって，重症例に強力な薬物治療を行う際には，内科と外科が連携をとり，無効な際には速やかに手術を考慮する必要がある。

また，術前の低栄養は術後合併症のリスクを増加させるため，栄養管理チームによる栄養状態の評価が重要となる。手術に対する不安に対しては，看護師や臨床心理士によるメンタルケアが有用である。人工肛門造設時には皮膚・排泄ケア認定看護師（WOCナース：Wound Ostomy Continence Nurse）によるストーマケアのサポートが，身体障害者手帳の交付などのサービスを受ける際には医療ソーシャルワーカーのサポートが必要になる。このように多職種のスタッフが協力しあいチーム医療を行う必要がある。

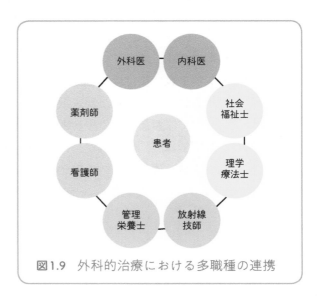

図1.9　外科的治療における多職種の連携

潰瘍性大腸炎に対する手術適応には，絶対的適応と相対的適応がある（表1.8）。絶対的適応とは手術が必ず必要な場合のことを意味し，相対的手術適応とは状況や症状により手術の必要性が異なる場合のことを意味する。

表1.8 潰瘍性大腸炎に対する手術適応

絶対的適応
①大腸穿孔・大量出血・中毒性巨大結腸症
②重症型・劇症型で強力な内科的治療が無効な例
③大腸がん・高度異形成病変（High Grade Dysplasia）
相対的適応
①難治例（内科的治療が無効な社会生活が困難な例・薬剤による重篤な副作用発現例）
②腸管外合併症（内科的治療に抵抗する壊疽性膿皮症・小児の皮膚障害など）
③大腸合併症（狭窄・瘻孔・低異形成病変でがん合併の可能性が高い例など）

〔厚生労働科学研究費補助金 難治性疾患等政策研究事業 「難治性炎症性腸管障害に関する調査研究」（鈴木班），2019[1]を改変〕

① 絶対的適応

（1）穿孔

腸管穿孔は，汎発性腹膜炎の状態となるため緊急手術の適応である。手術のタイミングが遅れると重篤な状態に陥ることもあるため，腹痛の出現や急激な悪化など，穿孔のサインを見逃さないことが肝要である。

（2）大量出血

大量出血時には初期治療として輸血を行い，血圧を維持することに努めるが，これらに反応せずにショック状態に至った際には緊急手術が必要となる。

（3）中毒性巨大結腸症（図1.10）

蠕動運動低下による結腸の著しい拡張がみられ，敗血症へと至る病態であり，緊急手術が適応される。

（4）急性増悪した重症例や劇症例

これらの症例は手術適応になることが多い。ステロイド大量静注・タクロリムス・インフリキシマブなどによる薬物治療が行われることがあるが，腹部症状が改善しない際や増悪する際には速やかに手術を行う必要がある。

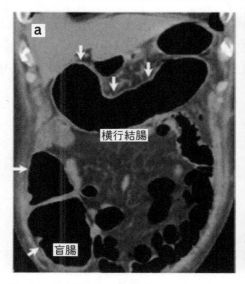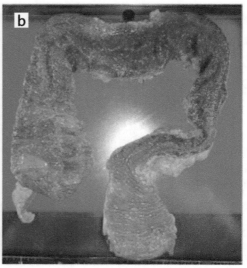

図1.10 中毒性巨大結腸症

a：CT画像検査にて盲腸と横行結腸の著明な拡張所見を認める（矢頭）。
b：切除標本では粘膜の脱落による偽ポリポーシス所見とともに盲腸・横行結腸では腸管の非薄化を認める。

（5）大腸がん・高度異型性（High Grade Dysplasia）

潰瘍性大腸炎では，慢性炎症ががん化を起こすことが知られている。発がんの頻度は，大腸炎発症後10年で1.6%，20年で8%，30年で16%と報告されている[2]。がんや前がん病変で高度異型性を認める症例では，リンパ節郭清を伴う手術が行われる。進行がんの際には，術後に化学療法が行われることもある。

❷ 相対的適応

相対的な手術適応は，難治性の症状（頻便・漏便・血便・腹痛など），あるいは薬剤の副作用によって日常生活が障害されている場合である。潰瘍性大腸炎では相対的適応により手術が実施されることが多いが，絶対的な適応ではないため，患者と医師が話し合い，手術の必要性を決定することになる。

4　潰瘍性大腸炎の手術術式

潰瘍性大腸炎の手術は，一般的に分割手術が行われる（図1.11）。待機手術例では，通常，2期分割手術が行われる。一方，緊急・準緊急例や全身状態不良例では，より安全な3期分割手術が行われることが多い。

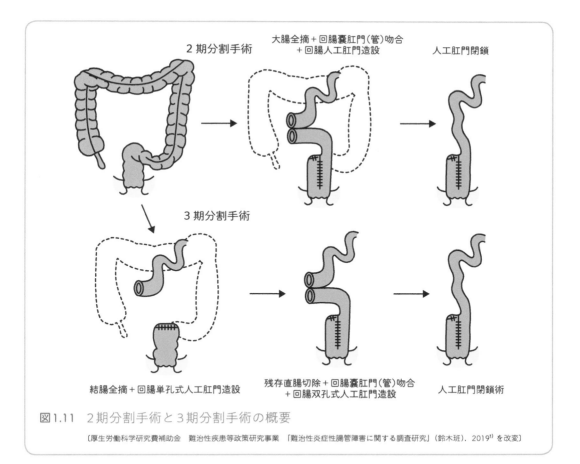

図1.11　2期分割手術と3期分割手術の概要

〔厚生労働科学研究費補助金　難治性疾患等政策研究事業　「難治性炎症性腸管障害に関する調査研究」（鈴木班）．2019[1]を改変〕

❶ 待機手術：2期分割手術
　①大腸全摘＋回腸嚢肛門(管)吻合＋回腸人工肛門造設術
　②回腸人工肛門閉鎖術

❷ 緊急手術：3期分割手術
　①結腸全摘＋回腸人工肛門造設術
　②残存直腸切除＋回腸嚢肛門(管)吻合＋回腸人工肛門造設術
　③回腸人工肛門閉鎖術

　待機手術例では，施設によっては大腸全摘および回腸嚢肛門(管)吻合後に，回腸人工肛門を造設せずに1回で手術を終了すること（1期手術）もある。また，高齢者や肛門機能不良例では，大腸全摘（肛門も合併切除することもあり）＋永久回腸人工肛門造設術を行うこともある。次に各手術法の概要を説明する。

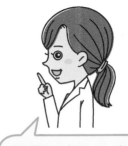

人工肛門（ストーマ）の期間は3〜6か月くらいです。腸閉塞症状に注意するように指導しましょう！

（1）大腸全摘＋回腸嚢肛門（管）吻合＋回腸人工肛門造設術

　2期分割手術の1回目の手術法である。大腸全摘を行い，回腸終末部で液状便を貯留させるためのJ型回腸嚢を作成して，回腸嚢と肛門あるいは肛門管とを吻合する。回腸嚢との吻合には，肛門吻合（ileoanal anastomosis；IAA）と肛門管吻合（ileoanal canal anastomosis；IACA）がある。IACA は環状自動吻合器を用いた器械吻合で回腸嚢と肛門管と吻合し，歯状線から2cm程度の直腸粘膜が残存するが，肛門管内の sensory zone が温存されるため，IAA と比較して排便機能が良好である[3]。IAA は歯状線口側の粘膜を抜去し，回腸嚢と肛門を手縫いで吻合する方法である。大腸がん合併症例では，残存直腸粘膜に発がんのリスクがあるため，IAA が推奨されている[4]。最後に，双孔式回腸人工肛門を作成する。

（2）結腸全摘＋回腸人工肛門造設術

　3期分割手術の1回目の手術法である。結腸を全摘して，直腸断端は閉鎖するか，あるいは粘液瘻として皮膚へ開口させて，回腸終末部切断端で単孔式人工肛門を造設する。

（3）残存直腸切除＋回腸嚢肛門（管）吻合＋回腸人工肛門造設術

　前述した結腸全摘＋回腸人工肛門造設術に引き続いて行う2回目の手術で，残存直腸の切除を行い，回腸嚢肛門（管）吻合を行い，双孔式回腸人工肛門を作成する。

> 大腸を全摘すると，しばらくの間は水分摂取をしっかりしないと夏場などは脱水の心配があります。水分はこまめに摂取するよう，患者さんに説明しましょう。

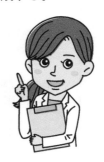

5 潰瘍性大腸炎の術後合併症

　潰瘍性大腸炎術後にみられる重要な合併症について述べる。このほかにも胆石症や尿路結石症，微量栄養素欠乏などの腸管外合併症が起こることがある。

❶ 術後感染性合併症

　潰瘍性大腸炎の術後は，術前のステロイドや免疫抑制剤の投与の影響により，腹腔内感染症（縫合不全・腹腔内膿瘍など）や創感染のリスクが高くなり，発症時には適切な治療が必要である。抗菌剤による保存的治療が行われるが，手術によるドレナージ（排膿処置）が必要なこともある。

❷ 回腸嚢炎

　回腸嚢に発生する原因不明の炎症であり，排便回数増加・下血・発熱・腹痛などを引き起こす病態である。発生頻度は，日本では術後10年で約10%と報告されているが[5]，欧米では40〜50%とされ，欧米で高い傾向にある[6, 7]。治療は抗菌薬（シプロフロキサシンなど）やメトロニダゾールが投与されるが，難治例ではステロイドや免疫抑制治療が行われる。

6　クローン病の手術適応 （表1.9）

　クローン病は，慢性的に病状が進行し，狭窄や瘻孔などの腸管病変によってQOLが低下して手術が必要となる[8]。また，肛門病変の合併も高頻度にみられ，外科的治療が行われる。腸管病変を手術で完治させることはできず，術後再発のために再手術が必要となることが多い[9]。そのため，クローン病術後においては，再発病変の適切なモニタリングと効果的な治療法が必要となる。ここでは，クローン病に対する手術適応・術式・術後再発予防について解説するとともに肛門病変の手術についても言及する。

❶ 絶対的適応

　絶対的適応は，腸管穿孔・大量出血・中毒性巨大結腸症（潰瘍性大腸炎より低頻度）である。これらは潰瘍性大腸炎と同様に緊急手術が必要な病態である。また，クローン病でも慢性化した炎症により発がんがみられることがあるが，発生部位は日本では直腸肛門部が80%以上とされる[10]。くり返す痔瘻から引き起こる痔瘻がんも注意が必要で，定期的な生検（組織検査）によるサーベイランスが重要である[11]。

❷ 相対的適応

(1) 腸管狭窄

　クローン病では最も多い手術適応である。炎症により腸管壁が肥厚，内腔が狭小化し，腸閉塞症状を起こす[12]。複数部位の狭窄があることもあり，術前の画像診断や術中の視診や触診による検索が重要である。

表1.9　クローン病に対する手術適応

絶対的適応	相対的適応
● 穿孔	● 狭窄
● 大量出血	● 瘻孔
● 中毒性巨大結腸症	● 膿瘍
● 大腸がん（痔瘻がんを含む）・小腸がんなど	

〔厚生労働科学研究費補助金　難治性疾患等政策研究事業　「難治性炎症性腸管障害に関する調査研究」（鈴木班）．2019[1]）を改変〕

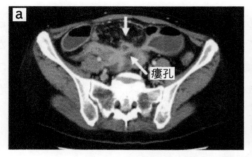
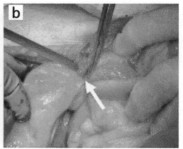
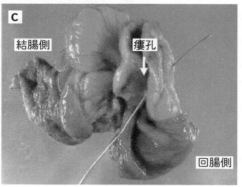

図1.12 腸管瘻孔

a：CT検査にて白矢頭部分にクローバー状の腸管が認められ，典型的な瘻孔形成所見である。
b：手術時の瘻孔形成所見部（白矢頭）
c：手術標本において回腸と結腸との瘻孔部にゾンデ（棒）が通っている。

（2）瘻孔

クローン病では，腸管瘻孔（腸管腸管瘻・腸管皮膚瘻・腸管膀胱瘻・直腸膣瘻など）が認められる（図1.12）。すべての瘻孔が手術適応となるわけではないが，瘻孔により感染が起こり，腸管機能障害などがみられる場合は手術適応になる。たとえば，腸管膀胱瘻において膀胱炎や腎盂腎炎をくり返す場合，腸管皮膚瘻が高度な皮膚炎を起こしたり，小腸結腸瘻では栄養や水分の吸収障害が認められる際に手術が必要である。

（3）膿瘍

抗菌剤などによる保存的治療で軽快しない腹腔内膿瘍や後腹膜膿瘍は手術適応になる。手術に先行して経皮的ドレナージを行い，膿瘍を縮小化させてから手術を行うこともある。

1987 年に Alexander-Williams らがクローン病の外科治療原則を提唱している [13]。手術の目的は主病巣を切除することであり，すべての病変を切除する必要はない。腸管は可能な限り温存することが肝要で，適応があれば狭窄形成術を用いることなどが明記されており，この原則は現在も変わっていない。

❶ 腸管切除術

術式として最も広く行われるのは腸管切除術である [12]。狭窄や瘻孔病変などに対しては基本的に切除が行われる。広範囲切除が行われた時期もあったが，現在は腸管を可能な限り温存する小範囲切除が行われる。

❷ 狭窄形成術

小腸の線維性狭窄病変に対しては狭窄形成術が適応される（図1.13）。狭窄形成術は，腸管を切除せずに狭窄部を拡張させる術式で，腸管機能を温存することが可能である。狭窄の長さに応じて Heineke-Mikulicz 法や Finney 法などさまざまな方法がある。本術式では，病変部が遺残するため術後再発の増加が懸念されてきたが，これまでの臨床研究のメタアナリシスにて，狭窄形成術が行われた部位

> クローン病の術式は可能であれば"切らずに広げる"工夫を行います。

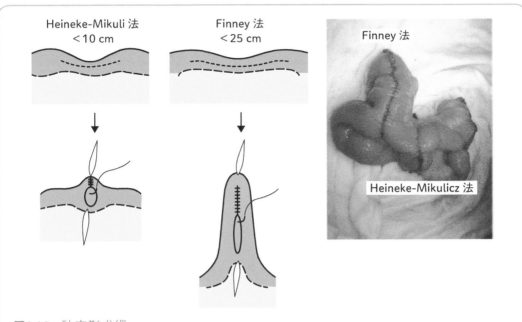

図1.13　狭窄形成術

Heineke-Mikulicz法は10 cm以下の短い狭窄病変に対して，Finney法は25 cm以下の病変に適応となる。

の再発はわずかに3%であったと報告されている[14)]。

③ バイパス手術

バイパス手術は切除と比較して術後合併症や症状再発のリスクが高く[15)]，現在は十二指腸狭窄以外ではほとんど行われていない。

8 クローン病の肛門病変

クローン病では，痔瘻・肛門周囲膿瘍・裂孔・潰瘍・狭窄などの多彩な肛門病変がみられる。特に痔瘻や肛門周囲膿瘍は肛門痛や発熱などを起こし，QOLの低下を起こすため手術が必要である。

① 治療方法

症状が軽微な場合は，切開排膿とともに抗菌剤（キノロン系やセフェム系）やメトロニダゾールの投与が行われる。持続性の排膿や疼痛を伴う症例に対しては Seton 法ドレナージが行われる（図1.14）。Seton 法では，二次孔開口部を切開して原発孔に対してドレナージチューブを留置する。長期間のドレナージが必要となることもある。膿瘍がドレナージされた痔瘻に対しては，インフリキシマブの投与が追加されることがあり，その有効性が報告されている[16, 17)]。

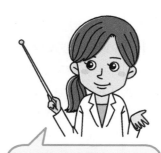

Seton 法は血管テープを入れて排膿します。このテープは瘻管が浅くなれば自然に外れることもあります。

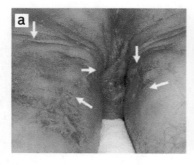
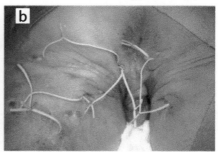

図1.14　クローン病による肛門病変

a：白矢頭に痔瘻2次孔部を認める。
b：Seton 法によるドレナージ術後。血管テープにてドレナージされている。

クローン病の切除術後は再発率が高いため，再燃予防対策が必要である。再発を予防するためには，術後の疾患活動性をしっかりとモニタリングし，再発病変を早期に診断して，有効な薬剤治療を行うことが必要である。ここでは効果的なクローン病術後再発予防法について述べる。

❶ 喫煙と術後再発との関連

喫煙は術後再発のリスクを2倍に高め，禁煙により術後再発率が低下することが報告されているため，**喫煙者には禁煙が必要である**[18]。

❷ 内視鏡による再発のモニタリング

Rutgeerts らは，術後1年時の臨床的再発は20%であるのに対して，内視鏡的再発は73%にみられると報告している[19]。これは多くの患者で症状がなくても内視鏡的にはすでに再発が認められることを意味する。欧米で行われた大規模な臨床研究である POCER study では，術後早期に内視鏡検査を行い，内視鏡的再発例では治療を強化することで，その後の治療成績が向上することが報告されている[20]。これらのデータは，術後再発は臨床症状の評価だけではなく，内視鏡検査によるモニタリングが必要であることを示している。

❸ 生物学的製剤の再発予防効果

欧米の大規模な臨床研究により，抗 TNF 製剤（インフリキシマブ・アダリムマブ）に術後再発予防効果があることが報告されている[20, 21]。現時点では，クローン病の術後再発予防に最も有効な薬剤は抗 TNF 製剤であると考えられている。再発のリスクの高い症例には，これらの薬剤を適切なタイミングで導入することが必要である。タイミングについては，術直後から導入する方法や内視鏡的再発が確認された際に導入する方法もあるが，どちらが優れているかという結論には至っていない。その決定に際しては，薬剤コストや副作用についても考慮する必要がある。筆者の施設では，手術において完全に病変が切除された患者は，無症状であっても術後早期（半年から1年）に内視鏡検査を行い，再発がみられた際に導入するようにしている。

❹ 便中カルプロテクチン

内視鏡検査は侵襲的であるため，くり返して行うことは日常臨床では難しい。最近，非侵襲的検査として便中カルプロテクチンが注目されている。便中カルプロテクチンは腸管粘膜の炎症程度と有意な相関を示し，クローン病術後の内視鏡的再発のモニタリングにも有用であることが報告されている[22, 23]。将来，内視鏡の代替検査として臨床導入される可能性があるが，クローン病における便中カルプロテクチン検査は，日本ではまだ保険未収載である。

10 おわりに

　潰瘍性大腸炎に対する外科的治療では，特に内科と外科の連携により適切な手術時期を決定し，タイミングが遅れないように注意する必要がある。また，患者が安心して手術を受けて早期に社会復帰を果たすためには，多職種医療チームによる周術期管理が重要となる。

　クローン病では，狭窄・瘻孔・膿瘍にて手術になることが多い。病態に合わせた手術法が選択されるが，小範囲切除や狭窄形成術など，小腸を温存する術式が選択される。術後再発率が高いが，術後は再発のモニタリングを適正に行い，必要時には抗 TNF 製剤による薬剤治療を導入することで治療成績の向上が期待できる。

 押さえておきたいポイント

- IBDの診療には，他職種の連携が必要であり，患者の情報を共有してチーム医療を行うことが重要である。
- 潰瘍性大腸炎の手術適応には絶対的適応と相対的適応があり，患者の全身状態を把握し，適切な手術時期や術式を決定する。
- クローン病は多彩な病態を呈する疾患であり，腸管病変や肛門病変による著しい生活の質（QOL）の低下を改善させるため適切な手術適応や術式選択が必要となる。
- 手術後の再発予防治療ならびに術後再発モニタリングは，クローン病の長期予後を改善させるための必須事項である。

［参考文献］

1) 厚生労働科学研究費補助金 難治性疾患等政策研究事業「難治性炎症性腸管障害に関する調査研究」（鈴木班）：潰瘍性大腸炎・クローン病 診断基準・治療指針 平成 30 年度分担研究報告書．2019.
2) Eaden JA, et al. The risk of colorectal cancer in ulcerative colitis: a meta-analysis. Gut. 2001 ; 48 (4) : 526-535.
3) Lovegrove RE, et al. A comparison of hand-sewn versus stapled ileal pouch anal anastomosis (IPAA) following proctocolectomy: a meta-analysis of 4183 patients. Ann Surg. 2006 ; 244(1) : 18-26
4) Remzi FH, et al. Dysplasia of the anal transitional zone after ileal pouch-anal anastomosis: results of prospective evaluation after a minimum of ten years. Dis Colon Rectum. 2003 ; 46(1) : 6-13.
5) Uchino M, et al. Clinical features and management of pouchitis in Japanese ulcerative colitis patients. Surg Today. 2013 ; 43(9) : 1049-1057.
6) Mahadevan U, et al. Diagnosis and management of pouchitis. Gastroenterology. 2003 ; 124(6) : 1636-1650.
7) Penna C, et al. Pouchitis after ileal pouch-anal anastomosis for ulcerative colitis occurs with increased frequency in patients with associated primary sclerosing cholangitis. Gut. 1996 ; 38 : 234-239.

8) Pariente B, et al. Development of the Crohn's disease digestive damage score, the Lémann score. Inflamm Bowel Dis. 2011；17(6)：1415-1422.

9) Yamamoto T, et al. Surgery for luminal Crohn's disease. World J Gastroenterol. 2014；20：78-92.

10) 篠崎大．クローン病と下部消化管癌―本邦の現況―．日本大腸肛門病会誌．2008；61：353-363．

11) 杉田昭．潰瘍性大腸炎，Crohn 病に合併した小腸，大腸癌の特徴と予後―第3報―．厚生科学研究費補助金 難治性疾患克服対策研究事業「難治性炎症性腸管障害に関する調査研究」班．平成19年度業績集．2008；87-89．

12) Yamamoto T, et al. Surgery for luminal Crohn's disease. World J Gastroenterol. 2014；20：78-92.

13) Alexander-Williams J, et al. Up-to-date management of small-bowel Crohn's disease. Adv Surg. 1987；20：245-264.

14) Yamamoto T, et al. Safety and efficacy of strictureplasty for Crohn's disease: a systematic review and meta-analysis. Dis Colon Rectum. 2007；50(11)：1968-1986.

15) Alexander-Williams J, et al. A comparison of results of excision and bypass for ileal Crohn's disease. Gut. 1972；13(12)：973-975.

16) Present DH, et al. Infliximab for the treatment of fistulas in patients with Crohn's disease. N Engl J Med. 1999；340(18)：1398-1405.

17) Topstad DR, et al. Combined seton placement, infliximab infusion, and maintenance immunosuppressives improve healing rate in fistulizing anorectal Crohn's disease:a single center experience. Dis Colon Rectum. 2003；46(5)：577-583.

18) Yamamoto T, et al. Smoking and disease recurrence after operation for Crohn's disease. Br J Surg. 2000；87(4)：398-404.

19) Rutgeerts P, et al. Predictability of the postoperative course of Crohn's disease. Gastroenterology. 1990；99：956-963.

20) De Cruz P, et al. Crohn's disease management after intestinal resection: a randomised trial. Lancet. 2015 Apr 11；385(9976)：1406-1417.

21) Regueiro M, et al: Infliximab reduces endoscopic, but not clinical, recurrence of Crohn's disease after ileocolonic resection. Gastroenterology. 2016 Jun；150(7)：1568-1578.

22) Yamamoto T, et al: Serial monitoring of faecal calprotectin for the assessment of endoscopic recurrence in asymptomatic patients after ileocolonic resection for Crohn's disease: a long-term prospective study. Therap Adv Gastroenterol. 2016 Sep；9(5)：664-670.

23) 山本隆行ほか．Crohn 病腸管病変に対する外科的治療の最前線：他職種連携チームによる周術期管理．日本大腸肛門病会誌．2017；70：611-622．

第2章 "科学的根拠" を理解する ための臨床研究デザイン

2.1 臨床研究の概要と種類

1 臨床研究とは

　科学的根拠（Scientific evidence，科学的エビデンスともいう）に基づいた医療および栄養療法を実行するためには，科学的根拠となる研究を理解することが必要不可欠である。研究は動物や細胞などを用いた「基礎研究」とヒトを対象とした「臨床研究」に大きく分けられるが，ガイドラインのもとになる研究は臨床研究である。ここでは，科学的根拠を理解するために，臨床研究の概要について解説する。

2 臨床研究の種類

　臨床研究は，治療などの介入の効果を検証する「介入研究」とデータを収集して解析する「観察研究」，すでにある論文の再解析を行う「二次研究」に大別される（図2.1）。

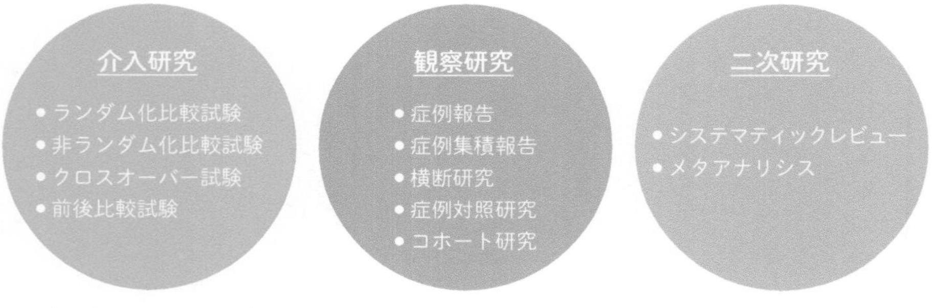

介入研究	観察研究	二次研究
● ランダム化比較試験 ● 非ランダム化比較試験 ● クロスオーバー試験 ● 前後比較試験	● 症例報告 ● 症例集積報告 ● 横断研究 ● 症例対照研究 ● コホート研究	● システマティックレビュー ● メタアナリシス

図2.1　臨床研究の種類

3 介入研究

　介入研究は治療などの介入効果を検証する方法であり，「ランダム化比較試験（Randomized Controlled Trial；RCT）」「非ランダム化比較試験」「クロスオーバー試験」「前後比較試験」に大きく分けられる（図2.2）。

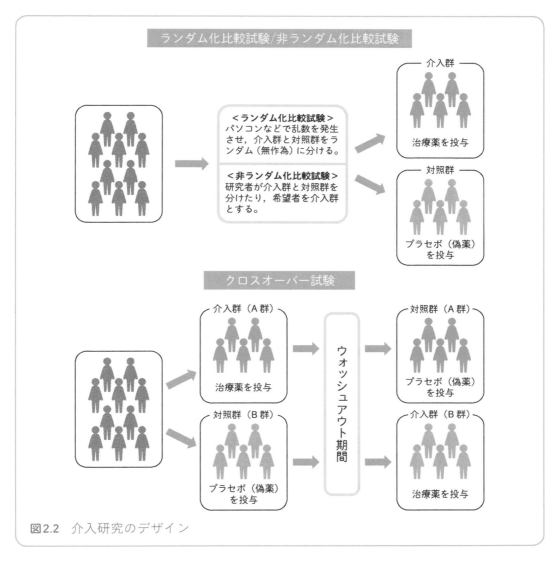

図2.2 介入研究のデザイン

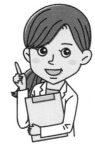

あと…確か，試験担当者にも両群がわからないようにする二重盲検（ダブルブラインド）がエビデンスレベル高いのよね。

❶ ランダム化比較試験 / 非ランダム化比較試験

　ランダム化比較試験は，対象者をランダム（＝無作為）に介入群と対照群に分け，介入の効果を調べる。対象者をランダムに割りつけることによって，対象者を選択する際のバイアス（偏り）が入りにくく，エビデンスレベルとして高い研究に分類されている。

　非ランダム化比較試験は，対象者をグループ分けする際に，無作為に割りつけしていな

い研究をさす。研究者が恣意的に介入群と対照群を割りつけられるため，グループ分けに偏りが生じやすく，結果に影響が出るおそれがあるため，ランダム化比較試験よりもエビデンスレベルが低いとされている。

【例】介入群にはプロバイオティクス，対照群にはプラセボを投与し，一定期間後のプロバイオティクス の効果を検証する。

❷ クロスオーバー試験

　クロスオーバー試験では，対象者を介入群と対照群に分けて介入を行う。その後，治療効果が消失するのを待つための一定期間（ウォッシュアウト期間）を設けてから，介入群と対照群を入れ替えて再度介入を行い，介入効果を比較する。ランダム化比較試験に比べて少ない人数でも実施することができることがメリットのひとつだが，介入効果が長期間続く場合は，介入群と対照群を入れ替えた際に介入効果を持ち越すこともあるため注意が必要である。

【例】Ａ群はサプリメント，Ｂ群はプラセボを摂取し，その効果を比較する。ウォッシュアウト期間後，Ａ群がプラセボ，Ｂ群がサプリメントになるようグループを入れ替え，再度その効果を比較する。

❸ 前後比較試験

　前後比較試験では，対象者に特定の介入を行い，介入前および介入後の2回以上にわたり観察を行って比較する方法である。結果を比較する対照群が設定されていないため，介入前後の変化が介入によるものなのかを判定することが難しく，エビデンスレベルは高くない。

【例】糖質制限食を実施し，食事開始前および開始後の臨床症状の変化を評価する。

4 観察研究

　観察研究は，研究を目的とした治療を行うのではなく，すでに行われている治療の効果などを評価して解析する方法である。「症例報告」「症例集積報告」「横断研究」「症例対照研究」「コホート研究」に大きく分けられる。栄養学の研究でよく用いられる観察研究の例を図 2.3 に示す。

❶ 症例報告／症例集積報告

　症例報告は個々の患者の詳細な報告で，症状や治療法，治療経過などがまとめられたものである。症例集積報告はケースシリーズ研究ともいい，過去の治療内容や予後を集計して報告したものである。症例報告や症例集積報告は，ごくまれにみる疾患や薬剤の副作用，新しい治療法を行った場合などの症例をまとめるのには有効だが，結果を比較する対照群がないため，その結果が治療によるものかどうか明らかにすることができず，エビデンスレベルは他の観察研究より低いとされている。

【例】新しい治療法が効果的であった症例を報告する。

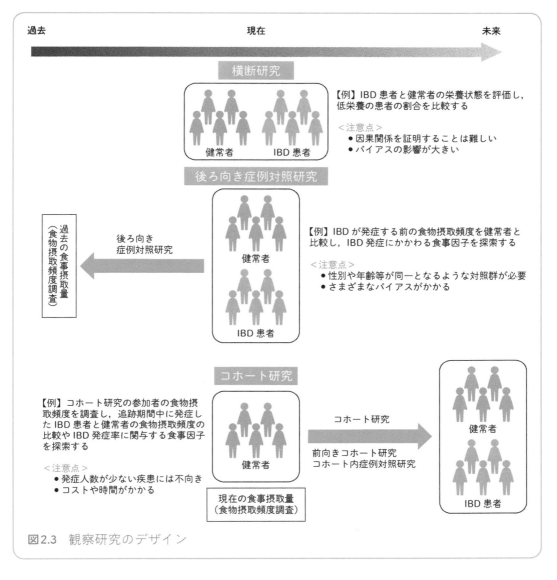

図2.3　観察研究のデザイン

② 横断研究

　横断研究は，ある一時点において要因と結果を同時に評価し，要因と結果の関連を調べる研究である。因果関係のヒントにはなるが，時系列的な評価を行っていないため，因果関係を証明するのは難しい。

【例】 IBD 患者の栄養状態を評価し，低栄養の患者の割合を調査する。

③ 症例対照研究

　ある疾病に罹患した群と罹患していない対照群に対して，特定の要因への暴露状況を調査して比較する方法である。IBD のような発生頻度がまれな疾患に対してよく用いられる手法である。調査期間が比較的短いという利点があるが，過去にさかのぼって要因を調べることによってさまざまなバイアス（偏り）が入り込む可能性が高いことが問題点として挙げられる。

【例】 IBD 患者と健常者の過去の食物摂取頻度を調査・比較し，IBD 発症にかかわる栄養
　　　素や食品を調べる。

④ コホート研究

　ある特定の集団を対象として，ある特性をもつ群ともたない群に分け，疾患の発生頻度
などを一定期間追跡し，特定の特性をもつことが疾患の発生にどのような影響を与えるの
かを経年的に追跡する方法である。コホート研究は，主に前向きコホート研究，後ろ向き
コホート研究，コホート内症例対照研究の 3 つの研究デザインに分けられる。食事にか
かわるコホート研究では，健康な人々の集団を対象として食事摂取頻度を調査し，IBD を
発症した人と発症しなかった人の食事摂取頻度を比較したり，食事摂取頻度別にグループ
分けを行い，病気の発症率を比較する。大規模な集団を長期にわたって調査する必要があ
るが，症例対照研究よりもバイアスが入りにくく，比較的信頼性の高い調査方法である。
しかし，追跡期間中の IBD 発症人数が限られることや小児を対象とした調査が難しいた
め，若齢での IBD 発症にかかわる因子を解明することが難しいことが課題点として挙げ
られる。

【例】 ある集団を追跡し，カルシウム摂取量と骨粗鬆症の発症率を調査し，カルシウム摂
　　　取量が骨粗鬆症の発症に及ぼす影響を評価する。

5　二次研究

　二次研究は，すでに報告されている研究データを要約，整理，分析する手法であり，既
存の研究を異なる視点から見ることができる。二次研究は，主に「システマティックレ
ビュー」と「メタアナリシス」に分類される。

① システマティックレビュー（系統的レビュー）

　システマティックレビューとは，すでに発表されている文献を徹底的に調査し，特定の
課題について論じるものであり，課題に関連する研究をまとめ，バイアスを評価しながら
分析・統合する方法である。Cochrane レビューをはじめ数多くのシステマティックレ
ビューが発表されており，エビデンスレベルは最も高いとされている。

【例】 プロバイオティクスが IBD 患者の寛解維持に有効であるかという課題に対して，こ
　　　れまで実施された複数の研究の調査，分析，統合を行い，IBD 患者におけるプロバ
　　　イオティクスの有用性について示す。

② メタアナリシス

　メタアナリシスは，システマティックレビューと同時に行われることが多く，収集した
研究の効果的指標の値を統計学的に統合し解析する手法である。ランダム化比較試験など
のメタアナリシスは，科学的根拠に基づく医療を行ううえで，最も質の高い根拠となる。

　エビデンスレベルは，ガイドラインが推奨する検査法や治療法が，どの程度信頼できる科学的根拠によって証明されているのかを示す指標である。メタアナリシスやランダム化比較試験で実証されている場合はエビデンスレベルが高い（＝信頼度が高い）が，専門家の意見や症例報告はエビデンスレベルとしては低い（＝信頼度が低い）とされている（図2.4）。

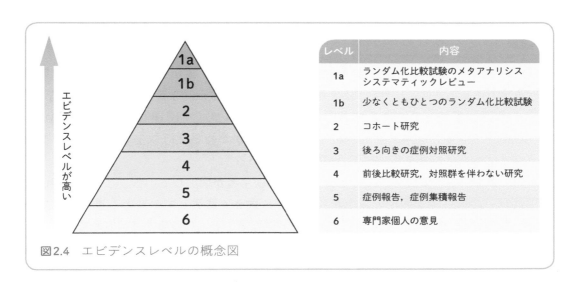

図2.4　エビデンスレベルの概念図

レベル	内容
1a	ランダム化比較試験のメタアナリシス システマティックレビュー
1b	少なくともひとつのランダム化比較試験
2	コホート研究
3	後ろ向きの症例対照研究
4	前後比較研究，対照群を伴わない研究
5	症例報告，症例集積報告
6	専門家個人の意見

7　おわりに

　科学的根拠に基づく医療を行うためには，根拠となる臨床研究の理解が必要不可欠である。臨床研究にはさまざまな種類があるため，それぞれの試験デザインのメリットとデメリットを理解しながら文献を読解する必要がある。特に IBD に関する文献では，さまざまな試験デザインが用いられているので，どのような試験デザインを根拠としてガイドラインができているのか，研究の結論が導かれているのかを注意深く確認することが大切である。

押さえておきたいポイント

- 介入研究のデザインで最も信用性の高いのはランダム化比較試験である。
- システマティックレビューやメタアナリシスはエビデンスレベルが最も高く，ガイドラインを策定する際に根拠となる研究である。

第3章

IBDにかかわる食事因子とガイドライン

3.1 IBDと食事のかかわり

1 IBDにおける栄養疫学研究の概要

炎症性腸疾患（IBD）の原因は明らかにされていないが，遺伝的な要因と環境的な要因が組み合わさることにより発症すると考えられている。遺伝的な要因については，遺伝子の塩基多型と病気との関連を統計的に調べるゲノムワイド関連解析（Genome Wide Association Study；GWAS）によって，IBD発症にかかわる200以上の遺伝子バリアント（病気にかかわる遺伝子の変異）が確認されている[1]。

一方，アジアを含む開発途上国では急速にIBD患者が増加していることから，遺伝的な要因以外の環境的な因子の変化がIBD発症に大きく影響しているとも推測されている[2]。その環境的な要因として，喫煙やストレスなどとともに食事が注目されている。これまでに複数の栄養疫学研究によってIBD発症と食事の関係が明らかにされており，高脂質および低食物繊維などの欧米食がIBD発症に関与することが報告されている。実際，IBD患者のなかには食事がIBDの発症や悪化に関与すると感じている患者も多く，自主的に食事療法を実施している患者も少なくない[3, 4]。ここではIBDにおける食事の重要性を理解するために，どのような食事因子がIBDの病態に影響を及ぼしているのか，栄養疫学研究を中心に解説する。

2 IBD発症にかかわる食事因子

日本における食生活は，この数十年で大きく変化し，脂質の摂取量増加や食物繊維摂取量の低下などが問題点として挙げられている。この食生活の変化と同時にIBD患者も増加しており，IBDの発症に食事がかかわっているのではないかと考えられてきた。どのような栄養素・食品がIBDの発症に関与しているのかを明らかにするため，これまで多数の栄養疫学研究が実施されている。

日本における多施設の症例対照研究では，砂糖菓子の摂取が潰瘍性大腸炎の発症リスク増大およびビタミンC摂取が潰瘍性大腸炎の発症リスク低下に関与することが示されている。また，砂糖菓子や甘味料，総脂質，不飽和脂肪酸，ビタミンEの摂取がクローン病の発症リスク増大と関連することが報告されている[5]。諸外国においても多数の症例対照研究が行われてきたが，後ろ向きの症例対照研究では対象者や調査方法によって偏りが大きく，疾病と食事因子の関係を正確に評価できないことが課題点と考えられる。これら

表3.1 IBDにおける大規模なコホート研究

コホート研究	対象人数	発症人数	主な研究結果	参考文献
EPIC cohort study	260,686名（男性/女性）	UC：139名 コントロール：556名	● 食事とUC発症に関連なし	24
	203,193名（男性/女性）	UC：126名 コントロール：504名	● リノール酸摂取によりUC発症リスク増加に関連する ● DHA摂取によりUC発症リスク低下に関連する	8
	229,702名（男性/女性）	CD：73名 コントロール：292名	● DHA摂取によりCD発症リスク低下に関連する ● 他の脂肪酸摂取とCD発症リスクに関連なし	9
	401,326名（男性/女性）	CD：110名 UC：244名 コントロール：976名	● 炭水化物，砂糖，でんぷん摂取はCD/UC発症リスクに関連なし	25
	366,351名（男性/女性）	CD：117名 UC：256名 コントロール：1,022名	● 地中海食スコアはCD/UC発症リスクに関連なし ● 砂糖や清涼飲料摂取が多い食事パターンはUC発症リスク増加に関連する	26
	401,326名（男性/女性）	CD：110名 UC：244名 コントロール：976名	● 乳製品の摂取量はCD/UC発症リスクに関連なし ● 乳製品を摂取していない人に比べ摂取している人はCD発症リスク低下に関連する	27
	401,326名（男性/女性）	CD：84名 UC：198名 コントロール：792名	● アルコール摂取はCD/UC発症リスクに関連なし	28
	401,326名（男性/女性）	CD：104名 UC：221名 コントロール：884名	● 食物繊維摂取はCD/UC発症リスクに関連なし	29
NHSI/NHSII	170,776名（女性）	CD：269名 UC：338名	● 食物繊維摂取によりCD発症リスク低下に関連する ● 食物繊維摂取はUC発症リスクに関連なし	6
	170,805名（女性）	CD：269名 UC：338名	● n-3/n-6系脂肪酸比の増加によりUC発症リスク低下に関連する ● 総脂質，SFA，MUFA，PUFAの摂取はCD/UC発症リスクに関連なし	7
	170,809名（女性）	CD：269名 UC：338名	● 亜鉛摂取によりCD発症リスク低下に関連する ● 亜鉛摂取はUC発症リスクに関連なし	30
	194,711名（女性）	CD：273名 UC：335名	● カリウム摂取によりCD発症リスク低下に関連する	19
	165,331名（女性）	CD：261名 UC：321名	● 鉄および赤身肉摂取はUC発症リスク増加傾向に関連する ● 鉄および赤身肉摂取はCD発症リスクに関連なし	18
	165,331名（女性）	CD：101名 UC：139名 コントロール：495名	● n-3/n-6系脂肪酸比の増加はUC発症リスク低下傾向に関連する ● n-3/n-6系脂肪酸比の増加はCD発症リスクと関連なし	16

UC：潰瘍性大腸炎，CD：クローン病，EPIC：the European Prospective Investigation in Cancer，NHS：the Nurses' Health Study

の問題の解決のため，近年はthe Nurses' Health Study（NHS）やthe European Prospective Investigation in Cancer（EPIC）studyなどの大規模なコホート研究によって，IBD発症に関与する食事因子を探索する研究が行われている（表3.1）。

　これまでのNHSでは，果物や野菜からの食物繊維の摂取がクローン病の発症リスク低下に関与しており，n-3系/n-6系脂肪酸比の低下や赤身肉の摂取が潰瘍性大腸炎の発症リスクを上げることが報告されている[6,7]。一方，EPIC cohort studyでは，n-6系脂肪酸であるリノール酸の摂取増加やn-3系脂肪酸であるドコサヘキサエン酸（DHA）の摂取低下が潰瘍性大腸炎の発症リスクの上昇と関連していることが明らかにされている[8]。また，クローン病ではn-3系脂肪酸であるドコサヘキサエン酸（DHA）の摂取が発症リスクの低下と関係していたが，n-6系脂肪酸とクローン病の発症リスクに関連は認められなかった[9]。

　2011年に発表された症例対照研究およびコホート研究をまとめたシステマティックレビューでは，飽和脂肪酸，単価および多価不飽和脂肪酸，単糖および二糖，肉類の摂取がクローン病発症リスクの増加，また食物繊維および果物の摂取がクローン病発症リスクの低下に関与すると報告されている[10]。一方，潰瘍性大腸炎においても総脂質や多価不飽和脂肪酸，肉類の摂取によって発症リスクが増加，また野菜の摂取が発症リスクの低下につながることが明らかにされた。

3　IBD発症にかかわる食事パターン

　最近の研究では単一の食事因子だけではなく食事パターン（食品の組み合せやバランス）も重要であることが明らかにされている。2008年に発表されたカナダの症例対照研究では，野菜や果物，魚などの摂取量が多い食事パターンが小児クローン病の発症と負の相関があることが報告されている[11]。また，バランスのよい食事として，現在最も注目されているのが地中海食である。地中海食は全粒穀物，野菜，果物，魚介類，ナッツを中心とした食事であり，欧米ではIBDに対する食事療法として注目されはじめている。2020年に発表されたスウェーデンの前向きコホート研究では，地中海食を摂取している人はクローン病発症のリスクが低いことが明らかにされており[12]，バランスのよい食生活がIBD発症予防に重要であることが考えられる。

4　IBD発症における食事と遺伝子バリアントの関係

　これまでの栄養疫学研究により，IBD発症に食事が関与することが明らかにされているが，食事のみが病気の発症に影響するわけではない。このことは動物実験でも同じような結果が示されている。たとえば普通のマウスに高脂肪食を摂取させると，腸管に弱い炎症が引き起こされるものの，IBDのような強い炎症は起きない[13]。しかし，自然に腸炎を発症するように遺伝子を欠損させたマウスや化学物質により腸炎を誘導したマウスでは，通常食に比べて高脂肪食で強い炎症が引き起こされる[14,15]。これは食事だけがIBD発症

に関与しているのではなく，腸炎にかかわるような遺伝子バリアントや食事以外の因子の存在が IBD 発症に重要であることを示唆している。これまでに行われた疫学研究で一貫した結果が得られていない部分がある原因のひとつとして，遺伝子バリアントや食事以外の因子が IBD と食事の関係に影響していることが考えられる。

　実際に，ある特定の遺伝子バリアントが IBD と食事の関係に影響することが明らかにされている。たとえば n-3 系脂肪酸の代謝にかかわる CYP4F3 および FADS2 の遺伝子バリアントをもつ人は，食事から摂取した n-6 系 /n-3 系脂肪酸比が高いとクローン病の発症リスクが増加することが報告されている [16]。一方，CYP4F3 の遺伝子バリアントをもつ人は，n-6 系 /n-3 系脂肪酸比のバランスの悪い食事が潰瘍性大腸炎の発症リスクに関与することも明らかにされている [17]。また，これらの遺伝－宿主相互作用は，脂質以外にもヘム鉄やカリウムでも報告されている [18,19]。

5　IBD の再燃にかかわる食事因子

　疫学研究の結果から，食事が IBD の発症にかかわることは明らかであるが，食事が IBD の再燃にかかわるかどうかの科学的根拠は非常に少ない。しかし，食事が消化器症状や疾患活動性に関与すると考えている IBD 患者は多く，自主的に特定の食品を制限するなどの食事療法を行っている患者も多い [3,4]。食物摂取頻度調査を用いて，潰瘍性大腸炎の再燃に関与する食品および栄養素を検討した研究では，肉類，特に赤身肉，加工肉やたんぱく質，アルコールの摂取が潰瘍性大腸炎の再燃と関与していることが報告されている [20]。同様にクローン病患者においても n-6 系 /n-3 系脂肪酸比が再燃に関与していることが明らかにされている [21]。また，前述した遺伝子バリアントも食事と疾患活動性の関係に影響を及ぼすことが明らかにされている。これまでの研究では，炎症性サイトカインである TNF-α や IL-6，アポトーシスに関与する Caspase9 や FasLigand の遺伝子バリアントがあるクローン病患者では，脂質摂取や n-6 系 /n-3 系脂肪酸比のバランスが疾患活動性に影響することが示されている [22,23]。

6　おわりに

　これまでの研究で明らかになっている IBD 発症や再燃に関与する食事因子を図 3.1 にまとめた。これまでの研究では一貫したデータが得られていない部分があるものの，いわゆる欧米食（高脂質，低食物繊維など）が IBD 発症リスクの増大と関連しており，地中海食のような野菜，果物に富んだバランスのよい食事が IBD の発症リスクを低下に関連することが示されている。

　大規模なコホート研究は欧米を中心に実施されているため，今後は IBD 患者が急速に増加している地域でのコホート研究の実施が期待される。

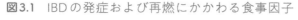

IBD 発症・再燃リスク ⬇		IBD 発症・再燃リスク ⬆	
栄養素	**食品**	**栄養素**	**食品**
●食物繊維	●野菜	●脂質	●赤身肉，加工肉
●n-3 系脂肪酸	●果物	●飽和脂肪酸	●菓子類
●ビタミン D	●魚介類	●n-6 系脂肪酸	●清涼飲料水
●アミノ酸	●地中海食	●トランス脂肪酸	●ファストフード
●カリウム		●鉄	●食品添加物
●亜鉛			●欧米食

図3.1 IBD の発症および再燃にかかわる食事因子

 押さえておきたいポイント

- さまざまな食事因子がIBDの発症および再燃に関与していることが報告されており，病状をコントロールするために適切な食事管理が重要と考えられる。
- 栄養バランスの偏った欧米食はIBD発症リスクを上げ，栄養バランスのよい地中海食はIBD発症リスクを低下させることが明らかにされている。
- 特定の遺伝子バリアントや腸内細菌叢のバランスなどの因子の影響を受けるため，食事とIBDの関係はとても複雑であると考えられる。

［参考文献］

1) Ananthakrishnan AN. Epidemiology and risk factors for IBD. Nat Rev Gastroenterol Hepatol. 2015 Apr；12(4)：205-217.

2) Kanai T, et al. Diet, microbiota, and inflammatory bowel disease：lessons from Japanese foods. Korean J Intern Med. 2014 Jul；29(4)：409-415.

3) Limdi JK, et al. Dietary Practices and Beliefs in Patients with Inflammatory Bowel Disease. Inflamm Bowel Dis. 2016 Jan；22(1)：164-170.

4) de Vries JHM, et al. Patient's Dietary beliefs and behaviours in inflammatory bowel disease. Dig. Dis. 2019；37(2)：131-139.

5) Sakamoto N, et al. Epidemiology Group of the Research Committee on Inflammatory Bowel Disease in Japan. Dietary risk factors for inflammatory bowel disease: a multicenter case-control study in Japan. Inflamm Bowel Dis. 2005 Feb；11(2)：154-163.

6) Ananthakrishnan AN, et al. A prospective study of long-term intake of dietary fiber and risk of Crohn's disease and ulcerative colitis. Gastroenterology. 2013 Nov；145(5)：970-977.

7) Ananthakrishnan AN, et al. Long-term intake of dietary fat and risk of ulcerative colitis and Crohn's disease. Gut. 2014 May；63(5)：776-784.

8) Tjonneland A, et al. Linoleic acid, a dietary n-6 polyunsaturated fatty acid, and the aetiology of ulcerative colitis : a nested case-control study within a European prospective cohort study. Gut. 2009 Dec ; 58(12) : 1606-1611.

9) Chan SS, et al. Association between high dietary intake of the n-3 polyunsaturated fatty acid docosahexaenoic acid and reduced risk of Crohn's disease. Aliment Pharmacol Ther. 2014 Apr ; 39 (8) : 834-842.

10) Hou JK, et al. Dietary intake and risk of developing inflammatory bowel disease : a systematic review of the literature. Am J Gastroenterol. 2011 Apr ; 106(4) : 563-573.

11) D'Souza S, et al. Dietary patterns and risk for Crohn's disease in children. Inflamm Bowel Dis. 2008 Mar ; 14(3) : 367-373.

12) Khalili H, et al. Adherence to a Mediterranean diet is associated with a lower risk of later-onset Crohn's disease : results from two large prospective cohort studies. Gut. 2020 Sep ; 69(9) : 1637-1644 doi : 10, 1136.

13) Kim KA, et al. High fat diet-induced gut microbiota exacerbates inflammation and obesity in mice via the TLR4 signaling pathway. PLoS One. 2012 ; 7(10) : e47713.

14) Devkota S, et al. Dietary-fat-induced taurocholic acid promotes pathobiont expansion and colitis in Il10-/- mice. Nature. 2012 Jul 5 ; 487(7405) : 104-108.

15) Li X, et al. Am J Physiol Gastrointest Liver Physiol. 2019 Oct 1 ; 317(4) : G453-G462.

16) Ananthakrishnan AN, et al. Genetic Polymorphisms in Fatty Acid Metabolism Modify the Association Between Dietary n3 : n6 Intake and Risk of Ulcerative Colitis : A Prospective Cohort Study. Inflamm Bowel Dis. 2017 Nov ; 23(11) : 1898-1904.

17) Costea I, et al. Interactions Between the Dietary Polyunsaturated Fatty Acid Ratio and Genetic Factors Determine Susceptibility to Pediatric Crohn's Disease. Gastroenterology. 2014 Apr ; 146(4) : 929-931.

18) Khalili H, et al. Dietary Iron and Heme Iron Consumption, Genetic Susceptibility, and Risk of Crohn's Disease and Ulcerative Colitis. Inflamm Bowel Dis. 2017 Jul ; 23(7) : 1088-1095.

19) Khalili H, et al. Identification and Characterization of a Novel Association between Dietary Potassium and Risk of Crohn's Disease and Ulcerative Colitis. Front Immunol. 2016 Dec 7 ; 7 : 554.

20) Jowett SL, et al. Influence of dietary factors on the clinical course of ulcerative colitis : a prospective cohort study. Gut. 2004 Oct ; 53(10) : 1479-1484.

21) Tanaka M, et al. Moderate dietary temperance effectively prevents relapse of Crohn disease: a prospective study of patients in remission. Gastroenterol Nurs. 2007 May-Jun ; 30(3) : 202-210.

22) Guerreiro CS, et al. Fatty Acids, IL6, and TNFα Polymorphisms : An Example of Nutrigenetics in Crohn's Disease. Am J Gastroenterol. 2009 Sep ; 104(9) : 2241-2249.

23) Ferreira P, et al. Fat intake interacts with polymorphisms of Caspase9, FasLigand and PPARgamma apoptotic genes in modulating Crohn's disease activity. Clin Nutr. 2010 Dec ; 29(6) : 819-823.

24) Hart AR, et al. Diet in the aetiology of ulcerative colitis: a European prospective cohort study. Digestion. 2008 ; 77(1) : 57-64.

25) Chan SS, et al. Carbohydrate intake in the etiology of Crohn's disease and ulcerative colitis. Inflamm Bowel Dis. 2014 Nov ; 20(11) : 2013-2021.

26) Racine A, et al. Dietary Patterns and Risk of Inflammatory Bowel Disease in Europe : Results from the EPIC Study. Inflamm Bowel Dis. 2016 Feb ; 22(2) : 345-354.

27) Opstelten JL, et al. Dairy Products, Dietary Calcium, and Risk of Inflammatory Bowel Disease: Results From a European Prospective Cohort Investigation. Inflamm Bowel Dis. 2016 Jun ; 22(6) : 1403-1411.

28) Bergmann MM, et al. No association of alcohol use and the risk of ulcerative colitis or Crohn's disease : data from a European Prospective cohort study (EPIC). Eur J Clin Nutr. 2017 Apr ; 71(4) : 512-518.

29) Andersen V, et al. Fibre intake and the development of inflammatory bowel disease : A European prospective multi-centre cohort study (EPIC-IBD). J Crohns Colitis. 2018 Jan 24 ; 12(2) : 129-136.

30) Ananthakrishnan AN, et al. Zinc intake and risk of Crohn's disease and ulcerative colitis : a prospective cohort study. Int J Epidemiol. 2015 Dec ; 44(6) : 1995-2005.

3.2 IBDの栄養ガイドライン

1 IBDにおける栄養療法・食事療法の意義

　潰瘍性大腸炎およびクローン病の治療の基本は薬物療法であるが，栄養療法も重要な治療法のひとつである。抗TNF製剤をはじめとした生物学的製剤が登場したことによって，病気の治療としての栄養療法の重要性が薄れていた。しかし，生物学的製剤が効かない，あるいは効かなくなる一時無効および二次無効の患者も少なくなく，栄養療法の重要性が再認識されつつある。

　また，新たな新薬の開発が進むなか，欧米ではIBD患者の治療にかかる医療費が高くなってきたことが懸念されている。日本ではIBDは難病に指定されており，国から医療助成があるため患者負担は軽減されているが，保険制度が充実していない国では患者の経済的負担が増えてきている[1]。栄養療法および食事療法は，医療費の削減効果も期待でき，経済的な側面からも有用性が高いと考えられる。このような背景のなか，欧米では食事療法や栄養療法に関する複数の臨床研究が進められており，この数年でIBDの分野における栄養学・食事の重要性が上がりつつある[2]。

　IBDにおける栄養療法および食事療法は，①寛解導入および寛解維持，②栄養状態の維持および改善，③消化器症状のコントロール，④合併症の予防のために重要であり，IBD患者の生活の質（QOL）を向上することが目標である（図3.2）。

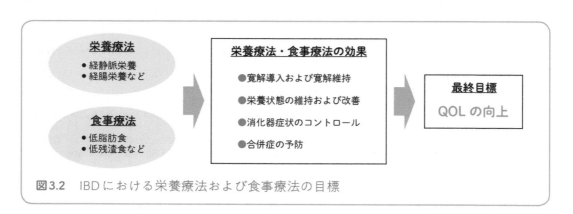

図3.2　IBDにおける栄養療法および食事療法の目標

2 IBDの診療ガイドラインにおける栄養療法の位置づけ

　潰瘍性大腸炎とクローン病は，病態や治療法が少し違っており，栄養療法の位置づけも異なる。クローン病では，経静脈栄養および経腸栄養療法に寛解導入，あるいは寛解維持効果が認められており，日本臨床栄養代謝学会（元 日本静脈経腸栄養学会）のガイドラインや日本消化器病学会のガイドラインでもクローン病に対する栄養療法が推奨されている。一方，潰瘍性大腸炎では栄養療法による臨床効果を報告した研究が非常に少なく，栄

養療法があまり重要視されていないのが現状である。

　しかし，潰瘍性大腸炎およびクローン病では，消化管炎症によって栄養素の消化吸収および代謝が変化するのに加え，消化器症状や食事制限によって食事量が減る場合も多いため，たんぱく質エネルギー低栄養状態（Protein Energy Malnutrition；PEM）や微量栄養素が不足するリスクがとても高い疾患である[3, 4]。そのため，病態に対する治療だけではなく，栄養スクリーニングやアセスメントを実施することにより，栄養状態をモニタリングすることが重要である。日本のガイドラインではあまり触れられていないが，海外のガイドラインではIBDにおける栄養スクリーニングおよびアセスメントの重要性が記載されている。ここでは日本および諸外国のガイドラインにおいて，IBDの栄養療法および食事療法がどのような位置づけにあるのか簡便に紹介する。

❶ 炎症性腸疾患診療ガイドライン（日本消化器病学会）

　このガイドラインは日本消化器病学会から発刊されているものであり，IBD診療を行ううえで最も重要な指針となるガイドラインである[5]。このガイドラインでは，IBD治療における栄養療法の有益性および有害性について，経腸栄養療法や中心静脈栄養療法を中心に述べられている。潰瘍性大腸炎では，経腸栄養および中心静脈による寛解導入効果は明らかではなく，薬物療法や血球成分除去療法を中心とすべきとされている。一方，クローン病患者においては，成分栄養剤を用いた経腸栄養療法が寛解導入および寛解維持に有効であることが示されており，活動期および寛解期のクローン病患者に対して経腸栄養療法が推奨されている。

❷ 静脈経腸栄養ガイドライン（日本臨床栄養代謝学会）

　このガイドラインは日本臨床栄養代謝学会（元 日本静脈経腸栄養学会）から発刊されているものであり，IBDを含むさまざまな疾患の栄養管理法のガイドラインが示されたものである[6]。静脈経腸栄養ガイドラインでは，日本消化器病学会のガイドラインと同様に，クローン病では栄養療法の臨床効果の有用性を示すものの，潰瘍性大腸炎では栄養療法ではなく薬物療法を主体とするべきと述べている。しかし，両疾患ともに栄養状態の改善や腸管安静を目的とした栄養療法は重要であることが示されている。またクローン病では，食事は基本的に低脂肪食で，狭窄がある場合は低残渣食を推奨している。

❸ ESPENガイドライン（ESPEN；European Society for Clinical Nutrition and Metabolism）

　このガイドラインは，欧州臨床栄養代謝学会から発刊されているものであり，IBD以外にもさまざまな疾患の栄養ガイドラインを出版している[7]。ESPENのガイドラインは栄養の分野に特化したものであり，これまでのIBDにおける包括的な栄養管理法が科学的根拠とともに詳細に解説されているため，IBD診療に携わる管理栄養士は必読すべきガイドラインである。これまでの日本のガイドラインにあった栄養療法の有用性に加え，栄養アセスメントや栄養必要量に関する記載や，小児や術後における栄養管理など，これま

でに行われてきた臨床研究を幅広く解説し，栄養管理の指針となる多数のステイトメントが示されている。

❹ IOIBD ガイドライン（IOIBD；The International Organization for the Study of Inflammatory Bowel Diseases）

IOIBD は，IBD の研究を国際的にサポートする機関であり，IBD における食事のガイドラインも出版している[8]。この IOIBD のガイドラインでは，これまでの疫学，臨床および基礎研究から IBD の病態に関与する食事成分についての科学的根拠および IBD における推奨内容が述べられている。ESPEN のガイドラインのように包括的な栄養管理法ではなく，食事内容に特化しており，IBD にかかわる栄養素や食品，食品添加物などが科学的根拠とともに詳細に紹介されている。

❺ Cochrane レビュー（The Cochrane Collaboration）

ガイドラインとは異なるが，コクラン共同計画が提供する Cochrane レビューは，ランダム化比較試験を中心に世界中の臨床研究のシステマティックレビューを行っており，科学的根拠に基づく医療の情報源として非常に有用なものである。実際に日本を含めさまざまなガイドラインで，この Cochrane レビューが参照されており，ガイドラインの意思決定のための重要な情報源のひとつである。これまでに IBD に対する経腸栄養療法や食事療法の治療効果のシステマティックレビューが発表されているが，臨床研究の数に限りがあることや介入方法に大きく差がみられるため，栄養療法の効果のコンセンサスはいまだに得られていない[9-11]。

3　おわりに

科学的根拠に基づいた医療あるいは栄養療法を行うためには，正しい情報の収集が不可欠である。基本的な病気の知識の情報収集は，必要な知識がまとまっている教科書や医学書のほうが体系的な知識を身につけやすい。また，公的な機関から出されているガイドラインは，科学的根拠をもとにつくられているため信頼性が高く，定期的にアップデートされるため新しい情報を得ることができる。一方，最先端の情報を得るためには，教科書やガイドラインでは対応できないことがあるため，「PubMed」や「Google Scholar」といった文献検索サービスから学術論文を探すのが望ましい。国際雑誌のため，英語で内容を読み解く必要があるが，最新の情報を得るためには必要不可欠である。なお，患者個々人の状況により治療方針が異なることも多いので，ガイドラインをベースとしながらも，主治医や看護師などと相談しながら食事・栄養介入を決めていくことが重要である。

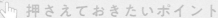 押さえておきたいポイント

- ガイドラインは，最新の臨床研究や基礎研究をもとに作成されており，IBD の最新の治療法を知るうえで重要な情報源である。
- ガイドラインは数年ごとにアップデートされるため，IBDの診療に携わる管理栄養士は常に最新の治療ガイドラインを読んでおくことが望ましい。
- クローン病に対する栄養療法の効果は報告されているが，潰瘍性大腸炎に対する栄養療法の科学的根拠は不足しているため，潰瘍性大腸炎では栄養療法があまり重要視されていないのが現状である。

［参考文献］

1) Park KT, et al. The Cost of Inflammatory Bowel Disease : An Initiative From the Crohn's & Colitis Foundation. Inflamm Bowel Dis. 2020 Jan 1 ; 26(1) : 1-10.
2) Lewis JD, et al. Diet as a Trigger or Therapy for Inflammatory Bowel Diseases. Gastroenterology. 2017 Feb ; 152(2) : 398-414. e6.
3) Ryan E, et al. Sarcopenia and Inflammatory Bowel Disease : A Systematic Review. Inflamm Bowel Dis. 2019 Jan 1 ; 25(1) : 67-73.
4) Hwang C, et al. Micronutrient deficiencies in inflammatory bowel disease : from A to zinc. Inflamm Bowel Dis. 2012 Oct ; 18(10) : 1961-1981.
5) 日本消化器病学会．炎症性腸疾患(IBD)診療ガイドライン 2016．南江堂．2016．
6) 日本静脈経腸栄養学会．静脈経腸栄養ガイドライン 第3版．照林社．2013．
7) Forbes A, et al. ESPEN guideline : Clinical nutrition in inflammatory bowel disease. Clin Nutr. 2017 Apr ; 36(2) : 321-347.
8) Levine A, et al. Dietary Guidance for Patients With Inflammatory Bowel Disease from the International Organization for the Study of Inflammatory Bowel Disease. Clin Gastroenterol Hepatol. 2020 May ; 18(6) : 1381-1392.
9) Limketkai BN, et al. Dietary interventions for induction and maintenance of remission in inflammatory bowel disease. Cochrane Database Syst Rev. 2019 Feb 8 ; 2 : CD012839.
10) Akobeng AK, et al. Enteral nutrition for maintenance of remission in Crohn's disease. Cochrane Database Syst Rev. 2018 Aug 11 ; 8 : CD005984.
11) Narula N, et al. Enteral nutritional therapy for induction of remission in Crohn's disease. Cochrane Database Syst Rev. 2018 Apr 1 ; 4 : CD000542.

第4章

IBDにおける栄養管理

4.1 IBDにおける栄養管理の意義

1 IBDにおける栄養管理の意義

　消化管の炎症は，栄養素の消化吸収を低下させるだけではなく，腸管からの栄養素の漏出，代謝の亢進などにより栄養不良を引き起こしやすくなる。さらに炎症性腸疾患（IBD）では，下痢・腹痛などによる食欲や食事摂取量の低下，薬物療法，手術などによりたんぱく質エネルギー低栄養状態（Protein Energy Malnutrition；PEM）や微量栄養素が不足になるリスクが高い（表4.1）。低栄養状態は，倦怠感や生活の質（QOL）の低下につながるだけではなく，手術の予後などにも関与する。そのため，定期的な栄養アセスメントを実施し，低栄養のリスクのある患者に対し早期に栄養介入することが重要である。

表4.1　IBDにおける低栄養の原因

エネルギー消費量の増加	●炎症に伴うエネルギー消費量の増加
食事摂取量の低下	●炎症や腹痛などによる食欲不振 ●重度の炎症や術後の食事制限 ●炎症や消化器症状を悪化させる食品の制限
腸管からの漏出の増加	●出血による鉄の損失 ●下痢による電解質の排泄 ●腸管からのたんぱく質の漏出
消化吸収の低下	●腸管の炎症による栄養素の吸収低下 ●回腸病変や切除によるビタミンB_{12}の吸収低下 ●脂質制限による脂溶性ビタミンの吸収低下
薬物療法による作用	●ステロイドによるカルシウムや亜鉛などの欠乏 ●サラゾスルファピリジンによる葉酸欠乏

2 IBDにおける栄養不良

❶ IBDにおける体組成の変化

（1）BMI

　体重や除脂肪体重などの体組成は，全身の栄養状態を示す重要な指標である。IBDでは消化管の炎症により栄養素の消化吸収が低下するだけではなく，異化が亢進することによってエネルギーや栄養素の必要量が多くなる。しかし，下痢や腹痛による食欲低下や自

主的な食事制限を行っている患者も多く，必要なエネルギーおよび栄養素を満たすことができずに体重が減少するリスクが高い。実際，体重減少は疾患の活動性を示す重要な指標のひとつであり，日頃から体重をモニタリングすることが大事である。

2013年に発表されたシステマティックレビューでは，20％の潰瘍性大腸炎患者および37％のクローン病患者でBMIが顕著に低下していることが報告されている[1]。さらに13％の潰瘍性大腸炎患者および28％のクローン病患者で除脂肪体重が低下していることが示されている。小腸病変のあるクローン病患者でより低栄養がみられるという報告もあるが，システマティックレビューでは，BMIの低下と疾患活動性や病変部位，治療との一貫した関連は認められていない。

(2) サルコペニア

IBDでは，筋肉量および筋力が低下した状態であるサルコペニアが高頻度でみられることが報告されている。日本におけるIBDの入院患者を対象とした研究では，37％（16/43）のクローン病患者および48％（14/29）の潰瘍性大腸炎患者でサルコペニアが報告されている[2]。また2019年に報告されたシステマティックレビューでは，研究によって大きなばらつきがあるものの，27〜61％のIBD患者でサルコペニアがみられることが示されている[3]。

IBD患者でサルコペニアが高頻度でみられる要因は明確にされていないが，炎症による代謝変化，消化吸収の低下，摂食量の低下，活動性の低下，ステロイドによる薬物療法などが考えられる。サルコペニアは，日常生活などに支障が出るだけではなく，病気の予後にも大きくかかわる。特に外科周術期では，サルコペニアは術後の合併症頻度の増加などとかかわりがあることが報告されているため，適切な栄養管理の介入が大切である。

(3) 肥満

低栄養が問題となる一方で，欧米では肥満のIBD患者が増加しており，病気への影響が懸念されている。これまでの研究では，肥満のIBD患者は疾患活動性が高いことや術後の予後が悪いことなどが報告されており，適切な減量が必要であると考えられる。

ESPENのガイドラインでは，肥満のIBD患者は肥満に関するガイドラインに沿って寛解期に減量するべきであると示されている[4]。肥満は見た目だけでは気づきにくいがサルコペニアを合併していることもあるため，BMIだけではなく除脂肪体重あるいは筋肉量の評価も重要となる。

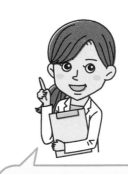

肥満がある場合，腹腔鏡手術ができず，開腹手術になることがあります。

3 IBDにおける微量栄養素の不足

体組成の変化は主に多量栄養素による影響が大きいが，IBDでさらに注意しておきたい

表4.2　IBD患者で不足しやすい微量栄養素 [5-9]

栄養素	主な吸収部位	リスク因子	不足症状	食事からの主な供給源	不足患者の割合
鉄	十二指腸	腸管出血 ベジタリアン 前更年期	鉄欠乏性貧血 疲れ，倦怠感 さじ状爪など	肉類（赤身肉・レバー）， 葉物野菜，大豆製品など	UC：81% CD：39%
亜鉛	十二指腸〜 空腸	ベジタリアン 下痢	治癒の遅延 味覚嗅覚障害 小児の成長遅延	豆類，全粒製品，肉類， 魚介類，卵など	CD：40〜50%
カルシウム	十二指腸〜 空腸	乳製品制限	骨密度の低下 骨粗鬆症	乳製品，豆腐，魚介類， 葉物野菜など	UC：10% CD：13%
マグネシウム	十二指腸〜 空腸	下痢	骨代謝障害 筋肉痙攣，疲れ	藻類，魚介類，肉類，豆 類など	CD：14〜33%
セレン	回腸	長期のTPN 成分栄養剤 回腸病変・回腸切除	貧血，筋力低下 心筋症，不整脈	肉類，魚介類，乳製品， 卵など	IBD：31〜39%
ビタミンA	回腸	脂質の吸収低下 脂肪便 脂質の過剰な制限	夜盲症 眼球乾燥症 皮膚の乾燥	肉類（レバー），乳製品， 緑黄色野菜	UC：26〜93% CD：11〜50%
ビタミンD	回腸	脂質の吸収低下 脂肪便，日光の照射不足	カルシウム・骨代 謝障害	魚介類，きのこ類など	UC：35% CD：75%
ビタミンK	回腸	脂質の吸収低下，脂肪便 脂質の過剰な制限	血液凝固遅延 出血傾向	納豆，緑黄色野菜など	UC：4〜44% CD：25〜54%
ビタミンB$_{12}$	回腸	ベジタリアン 回腸病変・回腸切除	貧血，疲れ 倦怠感，神経障害	魚介類，乳製品，卵など	UC：5% CD：48%
葉酸	空腸〜回腸	サラゾスルファピリジン 回腸病変・回腸切除	貧血 疲れ 倦怠感	緑黄色野菜，豆類，肉類 など	UC：35% CD：54〜67%

UC：潰瘍性大腸炎，CD：クローン病

のが微量栄養素の不足である。IBDでは食事摂取量および消化吸収の低下，代謝の亢進，薬物療法の作用などに各種の表4.2に示すような微量栄養素が不足しやすい。微量栄養素の不足は，貧血や骨粗鬆症（こつそしょうしょう）などの合併症に加え患者のQOLに強く影響するため早期の治療が大事である。さらに微量栄養素の不足は，入院期間の長期化や手術からの回復に時間がかかることなどが報告されており，定期的に微量栄養素のアセスメントが必要である。

4 おわりに

　IBDでは，消化管の炎症により低栄養，微量栄養素不足が生じることが多く，QOLの低下や手術の予後に対しても影響を与える。低栄養や微量栄養素不足を防ぐことはIBD治療における管理栄養士の大切な役割であり，定期的な栄養アセスメントが重要である。

- IBDでは，炎症による消化不良や食事摂取量の低下，手術，薬物療法などによりたんぱく質エネルギー低栄養状態や微量栄養素不足が起こりやすい。
- IBDにおける体組成の変化では，BMI低下やサルコペニアが起こりやすいが，欧米では肥満のIBD患者が増加している。
- 微量栄養素では，鉄，亜鉛，マグネシウムなどのほかにビタミンA，ビタミンD，葉酸などのビタミンも不足しやすく，注意が必要である。

[参考文献]

1) Bryant RV, et al. Systematic Review : Body Composition in Adults With Inflammatory Bowel Disease. Aliment Pharmacol Ther. 2013 Aug ; 38(3) : 213-225.
2) Bamba B, et al. Sarcopenia is a predictive factor for intestinal resection in admitted patients with Crohn's disease. PLoS One. 2017 ; 12(6): e0180036
3) Ryan E, et al. Systematic Review : Body Composition in Adults With Inflammatory Bowel Disease. Aliment Pharmacol Ther. 2013 Aug ; 38(3) : 213-225.
4) Forbes A, et al. ESPEN guideline: Clinical nutrition in inflammatory bowel disease. Clin Nutr. 2017 Apr ; 36(2) : 321-347.
5) Massironi S, et al. Nutritional deficiencies in inflammatory bowel disease: therapeutic approaches. Clin Nutr. 2013 Dec ; 32(6) : 904-910.
6) Johtatsu T, et al. Serum concentrations of trace elements in patients with Crohn's disease receiving enteral nutrition. J Clin Biochem Nutr. 2007 Nov ; 41(3) : 197-201.
7) Han YM, et al. Risk Factors for Vitamin D, Zinc, and Selenium Deficiencies in Korean Patients with Inflammatory Bowel Disease. Gut Liver. 2017 May 15 ; 11(3) : 363-369.
8) Kuwabara A, et al. High prevalence of vitamin K and D deficiency and decreased BMD in inflammatory bowel disease. Osteoporos Int. 2009 Jun ; 20(6) : 935-942.
9) Nowak JK, et al. Prevalence and correlates of vitamin K deficiency in children with inflammatory bowel disease. Sci Rep. 2014 Apr 24 ; 4 : 4768.

4.2 IBDにおける栄養管理プロセス

1 栄養管理プロセスの概要

栄養管理プロセス（Nutrition Care Process）は，管理栄養士が栄養に関する患者の課題への対応や，安全かつ効果的で質の高い栄養ケアの提供に関する意思決定を行うための課題解決プロセスである[1]。栄養管理プロセスは，栄養スクリーニング・アセスメント，栄養診断，栄養介入，栄養モニタリングと評価の項目から構成される（図4.1）。

従来は栄養ケア・マネジメントに基づき栄養管理を行っていたが，現在は，栄養管理プロセスが国際基準となっている。栄養ケア・マネジメントによる管理との最も大きな違いは，栄養アセスメントと栄養介入の中間の段階で，栄養状態の診断をする栄養診断の過程が存在していることである。

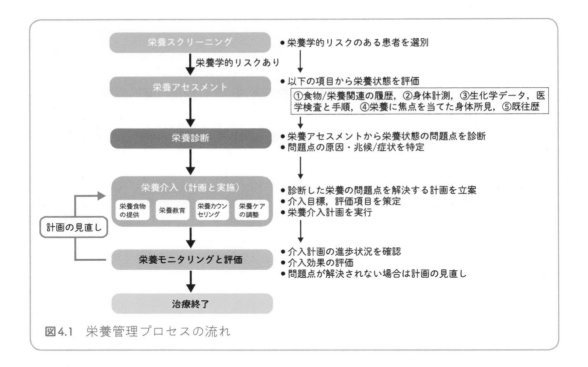

図4.1 栄養管理プロセスの流れ

2 IBDにおける栄養スクリーニング

栄養スクリーニングは，低栄養のリスクのある患者を選定することが目的であり，栄養アセスメントの必要性を決めるために重要な過程である。低栄養のリスクのある患者を選定することで，速やかに栄養介入を実施することが可能となり，入院期間の短縮や再入院率の低下などアウトカムの向上につなげることが可能となる。

栄養スクリーニングは，リスクの高い患者をふるい分けすることが目的であるため，感度が高いだけではなく，簡便で迅速に実施できることが重要である。これまでにさまざまな種類の栄養評価ツールが開発されているが，IBD患者に対し推奨されている特定の栄養評価ツールはない。そのため，各施設で実施されている栄養評価ツールを用いた栄養スクリーニング方法で十分と考えられる。臨床でよく使用されている栄養評価ツールを表4.3に示す[2]。IBD患者に対して開発された栄養評価ツールもあるが[3]，妥当性の検証などが不十分であり，あまり広く用いられていないのが現状である。

入院中のIBD患者に対しSGA（Subjective global assessment：主観的包括的アセスメント）を用いて栄養スクリーニングを実施した研究では，7～9割以上の潰瘍性大腸炎患者およびクローン病患者で中等度以上の栄養障害がみられることが報告されており[4, 5]，積極的な栄養介入が必要であると考えられる。

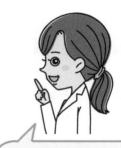

アウトカムは目標とする治療結果のことをいいます。

表4.3 栄養スクリーニングに用いる栄養評価ツール

	SGA	MUST	NRS-2002	MST	SaskIBD-NR
項目	●体重変化 ●食事摂取状況 ●消化器症状 ●身体機能 ●疾患と栄養必要量 ●身体所見 - 皮下脂肪の減少 - 筋肉量の減少 - くるぶしの浮腫 - 仙骨部の浮腫 - 腹水	●BMI ●体重変化 ●急性疾患の有無	●BMI ●体重変化 ●食事摂取状況 ●病気の重症度	●体重変化 ●食事摂取状況	●消化器症状 ●体重変化 ●食事摂取状況 ●食事制限の有無
評価	A：良好 B：中等度 C：高度	0：低リスク 1：中等度リスク 2以上：高リスク	0：リスクなし 1：軽度 2：中等度 3：高度	0〜1：低リスク 2〜3：中等度 　　　　リスク 4〜5：高リスク	0〜2：低リスク 3〜4：中等度 　　　　リスク 5以上：高リスク

SGA；Subjective global assessment（主観的包括的アセスメント），MUST；Malnutrition universal screening tool
NRS；Nutritional risk score，MST；Malnutrition screening tool，SaskIBD-NR；Saskatchewan IBD-Nutrition Risk

③ IBD における栄養アセスメント

　栄養アセスメントは，さまざまな栄養指標を用いて対象者の栄養状態を客観的および総合的に評価することである。栄養状態の客観的な評価方法としては，身体計測，血液生化学検査，身体機能調査，食事摂取量調査などが挙げられる。代表的な栄養アセスメントの種類と指標を表4.4 に示す。

表4.4 栄養アセスメントの種類と指標

アセスメントの種類	指標
①食物/栄養関連の履歴	●食事摂取量，食行動，栄養に関する知識， 　サプリメントの使用
②身体計測	●身長，体重，BMI ●体重変動，成長曲線
③生化学データ，医学検査と手順	●血液生化学検査（アルブミン，微量栄養素など） ●安静時エネルギー消費量
④栄養に焦点を当てた身体所見	●嚥下機能，咀嚼機能，食欲，感情 ●体脂肪率，除脂肪率 ●上腕周囲長，上腕三頭筋皮下脂肪厚， 　上腕筋周囲長，上腕筋面積 ●握力，歩行速度
⑤既往歴	●主疾患以外の病歴の有無，薬剤の服用

❶ 食物／栄養関連の履歴

IBD では下痢や腹痛などの消化器症状や食欲不振による食事摂取量の低下，エネルギー消費量が亢進することによって，エネルギー収支がマイナスになり，低栄養につながることが多い。また，食事・病気に関する誤った知識・情報により，**制限する必要のない食品まで過剰に制限し，低栄養に陥るケース**もあるため，食事摂取量や食行動，食事・栄養に関する知識や理解などを把握することが重要である。

❷ 身体計測

低栄養を判定するためには，体重および体重変化率が重要な項目である。身長と体重が基本となるが，そのほかにも脂肪量や筋肉量といった身体組成の評価も大事である。

身長と体重から判定する指標としては BMI と体重変動率が挙げられる。BMI は「BMI (kg/m^2)＝体重（kg）÷身長（m）^{2}」で算出され，$18.5 \ kg/m^2$ 未満がやせと判定される。また，体重の変動率も重要な指標であり，1 週間で 1〜2％以上，1 か月で 5％以上，3 か月で 7.5％以上，6 か月で 10％以上の体重減少が認められる場合は低栄養のリスクが高いと考えられる（表4.5）。

表4.5　BMI および体重変動率の基準

BMI		体重減少	
数値（kg/m²）	基準	期間	体重変動率
18.5未満	低体重（やせ）	1週間	2％以上
18.5以上25未満	普通体重	1か月	5％以上
25以上	肥満	3か月	7.5％以上
		6か月	10％以上

※上記の数値以上の場合，高リスクで低栄養

❸ 生化学データ，医学検査と手順

生化学データは，患者の全般的な栄養状態を客観的に評価するのに有用である。しかし，活動期のような炎症が強い場合は，栄養状態の指標によっては正しく反映されないことがあるため解釈に注意する必要がある。

●血液生化学検査

（1）アルブミン，トランスサイレチン

血中アルブミンは，血液中のたんぱく質の約 6 割を占め，栄養状態を示す指標として用いられている。アルブミンは半減期が約 14〜21 日と長いため，栄養状態の改善が数値として現れるには日数がかかる。一方，トランスサイレチン（プレアルブミン）は半減期が約 2 日と短く，栄養状態を鋭敏に反映するため，短期の栄養状態の評価に適している。

血中アルブミンおよびプレアルブミンは臨床でよく測定されるが，IBD のような持続的な炎症が生じる疾患では解釈に注意が必要である。炎症状態では，肝臓でのアルブミンなど

の合成が低下し，C反応性たんぱく（CRP）の合成が亢進する。さらに，腸管の炎症により腸管よりたんぱく質が漏出するため，血中のアルブミンやトランスサイレチンは低下する。そのため，活動期では血中アルブミン値やトランスサイレチン値は参考にせず，寛解期で炎症が落ち着いているときのみ栄養状態の指標として参考にするのが適切と考えられる。

（2）微量栄養素欠乏

IBDでは微量栄養素が欠乏しやすいため，定期的に血液生化学検査で微量栄養素欠乏を評価する。特に活動期，小腸病変を有する症例，腸管切除の症例などは微量栄養素欠乏のリスクが高いため注意する。IBDで欠乏しやすい微量栄養素の検査項目を表4.6に示す。

表4.6　IBDで欠乏しやすい微量栄養素の検査項目

栄養素	検査項目	単位	正常値
鉄（Fe）	血中Hb	g/dL	男性：14〜18 女性：12〜16
	MCV	fl	83〜93
	血中フェリチン	ng/dL	男性：15〜160 女性：10〜60
亜鉛（Zn）	血清Zn	μg/dL	65〜110
カルシウム（Ca）	血清Ca	mg/dL	8.7〜10.1
マグネシウム（Mg）	血清Mg	mg/dL	1.8〜2.6
ビタミンA	血清レチノール	IU/dL	65〜276
ビタミンD	$1,25\text{-}(OH)_2$ビタミンD	pg/mL	20〜60
ビタミンB_{12}	血清ビタミンB_{12}	pg/mL	249〜938
葉酸	血清葉酸	ng/mL	3.6〜12.9

（3）貧血の鑑別

IBDでは貧血を合併することが多く，IBD患者の36〜90％に貧血がみられることが報告されている[6]。貧血の主な症状は，動悸，息切れ，めまい，頭痛，倦怠感などがあり，日常生活やQOLに大きく影響するため，貧血がみられる場合は早期に治療することが大事である。IBDでよくみられる貧血は，食事摂取量の低下や出血に伴う鉄欠乏性貧血のほかに，消化管炎症による二次性貧血が挙げられる。また，これら以外にもビタミンB_{12}や葉酸の不足による巨赤芽球性貧血にも注意する必要がある。特に小腸病変や小腸切除（回腸末端部や回盲部）を行ったクローン病患者では，ビタミンB_{12}不足による貧血を呈しやすいので，鉄欠乏性貧血や二次性貧血だけではなく巨赤芽球性貧血が起こりうることを留意する。そのため，血中ヘモグロビン（Hb）だけではなく，平均赤血球容積（MCV）や血中フェリチンも検査して，貧血の原因を鑑別するべきである（図4.2）。

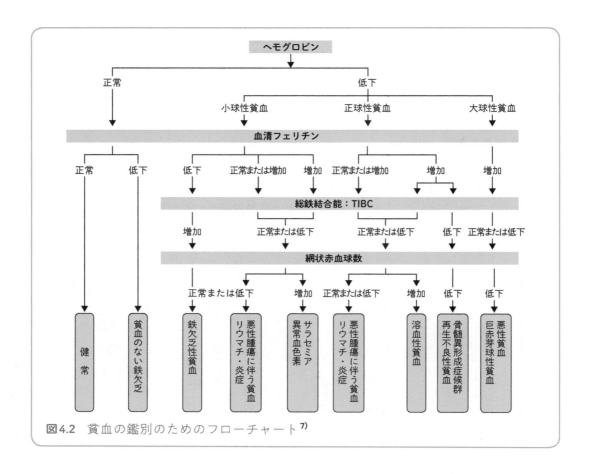

図4.2　貧血の鑑別のためのフローチャート[7]

（4）安静時エネルギー消費量の測定

　個々の症例に適したエネルギー投与量を求めることは，栄養管理を行ううえで最も基本的な事項であるが，IBDのような病態では個人差も大きいため正しい栄養必要量の把握は困難である。臨床では間接熱量計を用いることにより安静時エネルギー消費量の計測が可能である。ヒトはエネルギー代謝の過程で，酸素を消費し，二酸化炭素と水，熱を産生する。間接熱量計は，この原理に基づき，呼気ガスを分析することによってエネルギー消費量を評価する。しかし，間接熱量測定には特別な器機と技術が必要であり，どの施設でも利用できるものではない。そのため，エネルギー必要量を満たしているかを評価するには，より簡便な体重変動を指標とし，体重の増減からエネルギー消費量に対する必要エネルギー量の過不足を推測することがよいと考えられる。ただし，短期的な体重変動には体内の水分が影響を与えるため注意が必要である。

❹ 栄養に焦点を当てた身体所見

　IBDでは，筋肉量および筋力が減少するサルコペニアが高頻度でみられることが報告されており，BMIだけではなく身体組成も評価することが重要である。また，高齢の患者の場合は嚥下機能や咀嚼機能の評価も行い，経口摂取が安全に可能かどうか判定する。

(1) 身体計測

　簡易的に脂肪量や筋肉量を評価する方法として，インサーテープやアディポメーターを用いた測定方法がある。一般的に，皮下脂肪量の指標として上腕三頭筋皮下脂肪厚（Triceps Skinfold Thickness；TSF），筋肉量の指標として上腕周囲長（Arm Circumference；AC）および上腕筋周囲長（Arm Muscle Circumference；AMC）から求められる上腕筋面積（Arm Muscle Area；AMA），下腿周囲長（Calf circumference）などが用いられる。これらの指標の実際の測定方法を図4.3上に示す。栄養障害は，JARD2001の年齢・性別ごとの標準値と比較して判定する（図4.3下）。

上腕周囲長の測定	上腕三頭筋皮下脂肪厚の測定	下腿周囲長の測定
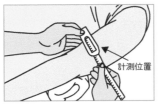	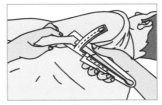	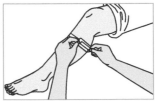
肩峰と肘先の中点を計測位置として，肘を伸ばした状態で測定する	上腕周囲長を測定した箇所において，皮下脂肪を分けるように筋肉層をつまみ上げ測定する	ふくらはぎのいちばん太い位置で測定する

上腕筋周囲長および上腕筋面積の計算

- 上腕筋周囲長(cm) ＝ 上腕周囲長(cm) － π × 上腕三頭筋皮下脂肪厚(cm)

　　　　　　　　　 ＝ 上腕周囲長(cm) － 0.314 × 上腕三頭筋皮下脂肪厚(mm)

- 上腕筋面積(cm^2) ＝ 上腕筋周囲(cm) × 上腕筋周囲(cm) ≒ 4π

JARD2001の年齢・性別ごとの標準値と比較する

標準値に対する比率	栄養障害の判定
90％以上	● 正常
80％以上90％未満	● 軽度の栄養障害
60％以上80％未満	● 中等度の栄養障害
60％未満	● 高度の栄養障害

図4.3　身体計測方法と身体計測値を用いた栄養障害の判定

1970年代に20歳で発症した患者さんは2020年代では70歳代になります。
嚥下障害で入院してきた患者さんがクローン病であることも考えられますね…

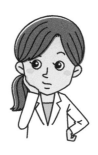

55

（2）生体電気インピーダンス法

生体電気インピーダンス（Bioelectrical impedance analysis；BIA）法は，交流電気に対する電気抵抗により体組成を求める方法である。水分量が少ない脂肪組織や骨では電気抵抗が高く，水分量の多い除脂肪組織では電気抵抗が低いため，電気抵抗の違いにより体脂肪量や筋肉量の推定が可能となる。

BIA法は非侵襲性で操作が簡便あり，短時間で結果を得ることができるため，臨床で使用しやすいのがメリットである。しかし，BIA法は体内の水分量が大きく影響を受けるため，浮腫や脱水などで体液バランスが崩れた状態では正確な評価が困難であることに注意する。

（3）そのほかの筋肉量の評価方法

CTやMRIによる断層画像から筋肉量を測定することが可能であり，正確性，客観性が高いことから最近の研究で用いられることが多くなっている[8]。臨床研究では腰椎L3レベルの大腰筋や骨格筋の断面積から骨格筋量を定量することが多い。

健常者と重度の潰瘍性大腸炎患者のCT画像から骨格筋量を定量している一例を図4.4に示す[9]。図を見てもわかるように，健常者に比べIBD患者で骨格筋が減少していることがわかる。研究によってサルコペニアの診断のためのカットオフ値は異なるが，日本肝臓病学会では男性が $42 \ cm^2/m^2$ 以下，女性が $38 \ cm^2/m^2$ 以下をサルコペニアの判定基準としている。また，サルコペニアの診断には筋肉量だけではなく筋力を評価する必要がある。筋力は測定の簡便さから握力を測定していることが多いが，そのほかにも歩行速度やいすの立ち上がりなどにより判定することが可能である。AWGS（Asian Working Group for Sarcopenia）が定めた，サルコペニア判定のためのそれぞれの基準を表4.7に示す[10]。

第3腰椎レベルのCT画像

潰瘍性大腸炎患者

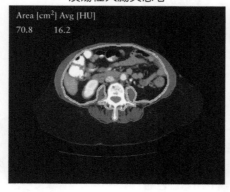

健常者

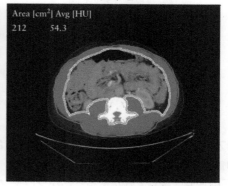

青色：骨格筋

図4.4　CTの断層画像を用いた骨格筋の定量〔Cushing K, et al. 2018[9] から引用〕

表4.7 サルコペニアの判定基準

検査項目	判定基準
下腿周囲長	● 男性：34 cm 未満 ● 女性：33 cm 未満
握力	● 男性：28 kg 未満 ● 女性：18 kg 未満
6 m 歩行速度	● 1m/秒未満
5回いす立ち上がりテスト	● 12秒以上
BIA	● 男性：7.0 kg/m² 未満 ● 女性：5.7 kg/m² 未満

❺ 既往歴

　主疾患である IBD のほかに糖尿病や高血圧，脂質異常症などの生活習慣病やそのほかの疾患を合併していないか確認する。また，食品と薬の相互作用によって，薬の効果が減弱あるいは亢進する場合もあるので，服用している薬剤も確認すべきである。

4　IBD における栄養診断

　栄養診断は，医師が診断基準に沿って病気を診断するように，栄養アセスメントで得た情報をもとに栄養学的問題を診断することである。栄養診断のポイントは，栄養介入によって患者の課題・問題が解決・改善される，もしくは栄養介入が患者の治療効果の向上に最も寄与できる内容に焦点を当てることである。

　栄養診断は，①摂取量，②臨床栄養，③行動と生活環境の 3 つの領域で構成されており，経口摂取量不足など 60 種類以上の栄養診断が認められている（表 4.8）。

表4.8 栄養診断の領域と内容

領域	内容
①摂取量 （NI；Nutrition intake）	● 経口や静脈栄養により補給するエネルギー・栄養素・水・生物活性物質に関する問題 【例】経口摂取量不足（NI-2.1），脂質過剰摂取（NI-51.2），食物繊維摂取不足（NI-53.5）
②臨床栄養 （NC；Nutrition clinical）	● 臨床検査や身体状況に関する栄養の所見・問題 【例】嚥下障害（NC-1.1），消化管機能変化（NC-1.4），低体重（NC-3.1）
③行動と生活環境 （NB；Nutrition behavioral/ environmental）	● 知識，態度，信念，物理的環境，食物の入手や食の安全に関する栄養素所見・問題 【例】食物・栄養に関連した知識不足（NB-1.1），不規則な食事パターン（NB-1.5）

栄養診断の報告書

　栄養診断の報告書は PES と呼ばれる文章表現で簡潔に記載される。PES とは Problem（問題），Etiology（原因），Signs/Symptoms（兆候/症状）を意味しており，栄養診断はこれに沿った文章表現で記載する。IBD で起こりうる栄養診断の一例を表4.9 に示す。

表4.9　栄養診断の例

「**S**の根拠に基づき，**E**が原因となった（関係した），**P**の栄養状態と栄養診断ができる」

	項目	コード	栄養診断名
例1	P：Problem（問題）	NC-3.1	低体重
	E：Etiology（原因）	NI-2.1	経口摂取量不足
	S：Signs/Symptoms（徴候/症状）		1か月に8％体重減少，BMI：17.9
	記載例		顕著な体重減少がみられ，経口摂取が不足していることから，低体重であると栄養診断する
例2	P：Problem（問題）	NC-2.2	ビタミンD欠乏
	E：Etiology（原因）		クローン病の増悪
	S：Signs/Symptoms（徴候/症状）		血清25（OH）ビタミンD濃度低下
	記載例		クローン病悪化により血清25（OH）ビタミンD濃度低下していることから，ビタミンD欠乏であると診断する

5　IBD における栄養介入

　栄養介入では，栄養診断で挙げられた栄養の問題点を解決するための具体的な目標と介入方法（栄養食物の提供，栄養教育，栄養カウンセリング）を計画し実施する。また，栄養介入をする際は，他職種との連携も重要となる。

　IBD 患者では，エネルギー必要量やたんぱく質必要量などを算出し，適正体重になるようにする。また，患者の病状・症状に合わせて静脈栄養，経腸栄養，経口サプリメントの投与を実施する。さらに，栄養介入を誰がどのようなタイミングで行うのか，介入効果を検証するためにどのような評価を実施するかまで計画に組み入れることが大切である。

6　IBD における栄養モニタリングと評価

　栄養モニタリングと評価では，栄養介入が計画どおりに進捗しているのか，目標や期待された効果が得られているのかを確認する。また計画や目標，期待された効果に乖離が生じた場合にその原因を突き止め，その後の栄養管理プロセスに反映することが重要である。

IBD患者に対する栄養管理プロセスを例として示す。

＜対象者＞

36歳男性

【診断名】クローン病（34歳発症）

【生活歴】飲酒：なし，喫煙歴：あり（26歳まで。1日1箱程度）

【既往歴】なし

【家族歴】肝臓がん（母親），高血圧（父親）

【生活環境】一人暮らし，実家まで車で30分。朝食，夕食は自炊。昼食は外食（主に市販のお弁当）。中小企業にて人事を担当。職場のクローン病に対する理解あり。医療受給者証交付済み。

【食物アレルギー】アレルギー試験陽性：そば粉，卵
アナフィラキシーショック経験（患者報告）：そば

＜介入に至るまでの経過（栄養管理開始までの経過）＞

20代後半より腹痛や下痢を感じていたが受診等せず，34歳に下血で入院し，クローン病と診断。入院時にプレドニン投与で寛解。その後，メサラジン製剤で寛解を維持。1週間前に再燃し入院。再燃後は経口摂取なし（患者談）。

体重は69 kg→67.5 kg（2.1％減少），BMI 22.6 kg/m²

入院直後にTPN＋レミケード投与開始で症状改善。

医師より経口摂取（エレンタール＋食事）開始の指示あり。

【身体所見】身長：172.9 cm，体重：67.5 kg（入院時），BMI：22.6 kg/m²，IBW：65.8 kg，体重増減：再燃前69 kg程度（2.1％減少）

【入院時検査所見】Alb：2.9 g/dl低，TP：6.2 g/dl低，Hb：11 g/dL低，Cr：1.8 mg/dL高，WBC：8500/μL，CRP：2.27 mg/dL高，γ-GTR：49 IU/L，LD：428 IU/L，亜鉛：74 μg/dL低，カルシウム：9.2 μg/dL，マグネシウム：1.6 mg/dL，ビタミンD：14 pg/mL低

【合併症】痔瘻

【薬剤】（クローン病）レミケード点滴静注用（1 kgあたり3 mg），ペンタサ錠500 mg（1日3回）

＜栄養スクリーニングの状況（多職種からの紹介状況も含める）＞

クローン病歴2年，入院2回目。再燃直後から経口摂取ができず体重は1週間で2.1％減少。Hbが11 g/dLと貧血に該当。亜鉛，ビタミンDも基準値以下。このことから，栄養スクリーニングでは「栄養不良」と判定。

栄養診断	N.I-2.1 経口摂取量不足
S	再燃後食事はほとんど食べられていません。
O	【身体所見】身長：172.9 cm，体重：67.5 kg（入院時），BMI：22.6 kg/m²，IBW：65.8，体重増減：再燃前は69 kg程度（2.1％減少）。 【生化学データ】Alb：2.9 g/dl低，TP：6.2 g/dl低，Hb：11 g/dL低，Cr：1.8 mg/dL，CRP：2.27 mg/dL高，亜鉛：74 μg/dL低，ビタミンD：14 pg/mL低
A	再燃後1週間で体重が2.1％減少。Hbが13 g/dL以下で貧血に該当し，鉄，亜鉛，ビタミンDも基準値以下。

A	CRP が 2.27 mg/dL と炎症がみられ，1 週間で − 2.1 ％の体重減少，Hb，鉄，ビタミン D が基準値以下であることから，クローン病再燃による経口摂取量不足であると栄養診断する。
P	【モニタリング計画（Mx）】体重，Hb，微量栄養素の血液検査値，経口摂取量，食後の掻痒感等（食物アレルギー反応確認） 【栄養治療計画（Rx）】エネルギー：200kcal，たんぱく質：70 g，脂質：25 g の経口（食事＋エレンタール 4 パック），エレンタールは経口 【栄養教育計画（Ex）】クローン病再燃期の食事療法（低脂質，低食物繊維）の理解向上

＜栄養介入＞

(1) 目標栄養量

  ①エネルギー：2,000 kcal

  ②たんぱく質：70 g

  ③脂質：25 g

医師の指示は 2,000 kcal，活動期であるが，エネルギー消費量は増加するものの身体活動量は低下するため，30 kcal × 67.5 kg = 2,025 kcal が妥当と判断。回復のため高たんぱく質食が必要。67.5 × 1 = 67.5 g ≒ 70 g。消化管への負担を軽減するため低脂質食（30 g 以下）を選択。

(2) 栄養介入計画

  ①入院中の食事内容

- 低脂質，低食物繊維食
- 経口でエレンタールを 4 パック（1 本あたり 20〜30 分かけて，ゆっくりと飲む）
- 経口食
  - 朝食【例】全粥 100 g，味噌汁（赤味噌またはミックス，豆腐，大根，花麩 3 つ），ちりめんじゃこ（ゆでたもの少量），しょうゆパック 1 つ
  - 昼食【例】全粥 200 g，味噌汁（赤味噌またはミックス，かぼちゃ（皮なし），たまねぎ，切麩 3 つ），豆腐シュウマイ 3 個（またはイワシボール 3 個），大根とにんじんの煮物，湯豆腐 80 g，しょうゆパック 1 つ
  - 夕食【例】全粥 200 g，味噌汁（赤味噌またはミックス，大根，里芋，切麩 3 つ），なすの煮浸し（皮なし），湯豆腐 80 g，しょうゆパック 1 つ
- 調理上の注意点
  - 野菜は一口大にしてやわらかく煮る。芋や野菜の皮はとる。味噌汁は普通の味で。
  - 昼食を中心にしておかずを食べるため，昼食に脂質の少ない豆腐シュウマイを入れる。

  ②食物アレルギーについて

- アレルギー試験より，そば粉と卵に陽性反応あり。
- そばでアナフィラキシーショック経験（本人談）

(3) 栄養介入の経過

- 初回栄養指導時（経口摂取開始前）
本人は食事内容，エレンタールともに合意。以前増悪を経験していることからクローン病活動期の食事療法への理解あり。
- 2 回目栄養指導時（経口摂取開始後 3 日）
体重は 68.2 kg まで回復。Hb も 12.5 g/dL に改善。食事・エレンタールの摂取は摂取目標の 90 ％以上達成。

●退院時栄養指導
　体重は68.9 kgまで回復。退院後も低脂質・低食物繊維食を続け，寛解導入後は，エレンタールを1日2パックに減らし，徐々に食事を戻していくよう指示。

＜栄養ケアプロセスの総合的評価＞
●本人のクローン病活動期の食事療法への理解が高く，食事介入がスムーズに行えた。
●食物アレルギーが懸念されたが，エレンタールを活用することで，アレルギー反応を回避しながら経口摂取を開始し，栄養状態を改善することができた。
●寛解導入後の食事も寛解維持のために重要となることから，外来でのフォローアップを継続する。

8　おわりに

　栄養管理プロセスは，栄養スクリーニング・アセスメント，栄養診断，栄養介入，栄養モニタリングと評価で構成され，IBD患者の栄養管理においても大変有用である。効果的な栄養・食事介入を行うために栄養管理の各プロセスを正しく理解し，適切に実行することが重要である。

 押さえておきたいポイント

●栄養管理プロセスは，栄養スクリーニング・アセスメント，栄養診断，栄養介入，栄養モニタリングと評価の4つの項目から構成され，従来使われていた栄養ケア・マネジメントとの最も大きな違いは，栄養状態の診断をする栄養診断の過程が存在していることである。
●栄養スクリーニングは，低栄養のリスクのある患者を特定することが目的であり，簡便，迅速に行われる必要がある。
●栄養アセスメントでは，身体計測，血液生化学検査，身体機能調査，食事摂取量調査をもとに患者の栄養状態を評価する。
●栄養診断では，栄養アセスメントの結果をふまえ，栄養介入により患者の課題の解決や治療効果向上に最も寄与できる内容に焦点を当てる。
●栄養介入では，栄養診断を解決するための具体的な目標と介入方法を定める。
●栄養モニタリングと評価では，介入が計画どおりに進捗し，期待された効果が得られているのかを客観的に把握し，次の栄養管理プロセスに活かすことが大切である。

［参考文献］
1) 公益社団法人日本栄養士会. 栄養管理プロセス. 第一出版. 2018.
2) Li S, et al. Systematic Review of Nutrition Screening and Assessment in Inflammatory Bowel Disease. World J Gastroenterol. 2019 Jul 28；25(28)：3823-3837.
3) Haskey N, et al. Development of a Screening Tool to Detect Nutrition Risk in Patients With Inflammatory Bowel Disease. Asia Pac J Clin Nutr. 2018；27(4)：756-762.
4) Takaoka A, et al. Nutritional Screening and Clinical Outcome in Hospitalized Patients With Crohn's Disease. Ann Nutr Metab. 2017；71(3-4)：266-272.
5) Takaoka A, et al. Comparison of Energy Metabolism and Nutritional Status of Hospitalized Patients With Crohn's Disease and Those With Ulcerative Colitis. J Clin Biochem Nutr. 2015 May；56(3)：208-214.
6) Hwang C, et al. Micronutrient Deficiencies in Inflammatory Bowel Disease: From A to Zinc. Inflamm Bowel Dis. 2012 Oct；18(10)：1961-1981.
7) 日本鉄バイオサイエンス学会 治療指針作成委員会. 鉄剤の適正使用による貧血治療指針 改訂［第3版］. 響文社. 2015.
8) 森直治ほか. サルコペニアの診断：BIA, CT. 外科と代謝・栄養. 2016；50(1)：7-11.
9) Cushing K, et al. Sarcopenia Is a Novel Predictor of the Need for Rescue Therapy in Hospitalized Ulcerative Colitis Patients. J Crohns Colitis. 2018 Aug 29；12(9)：1036-1041.
10) Chen LK, et al. Asian Working Group for Sarcopenia：2019 Consensus Update on Sarcopenia Diagnosis and Treatment. J Am Med Dir Assoc. 2020 Mar；21(3)：300-307. e2.

4.3 IBDにおける静脈栄養および経腸栄養

1 静脈栄養と経腸栄養の概要

　栄養療法は，静脈栄養（Parenteral Nutrition；PN）および経腸栄養（Enteral Nutrition；EN）の2つに大別される。一般的に，経口摂取が困難ではあるが，消化管機能が正常であり，消化管が安全に使用できる場合は，生理的な投与経路である経腸栄養が第一選択となる。静脈栄養は，腸閉塞や腸管穿孔などの消化管機能障害があり，消化管を安全に使用できない場合に行う（図4.5）。

2 静脈栄養

　消化管機能が保たれていない場合は，静脈栄養により栄養補給を行う。投与期間が短期的（2週間未満）の場合は末梢静脈栄養（Peripheral Parenteral Nutrition；PPN）を選択する。PPNでは，10％ブドウ糖液やアミノ酸液，脂肪乳剤などが投与可能で，1日に約1,000 kcal程度までの栄養補給を行うことができる。一方，静脈栄養が長期間（2週間以上）必要あるいは高エネルギーの栄養補給を行う場合は，中心静脈栄養（Total Parenteral Nutrition；TPN）を選択する。一般的に鎖骨下静脈からカテーテルを挿入し，先端部を上大静脈に留置する。上大静脈は太い血管であるため，高エネルギー輸液の投与が可能である。

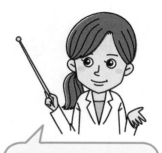

最近は，上腕から挿入する中心静脈カテーテル（PICC）を施行することも多くなりました。

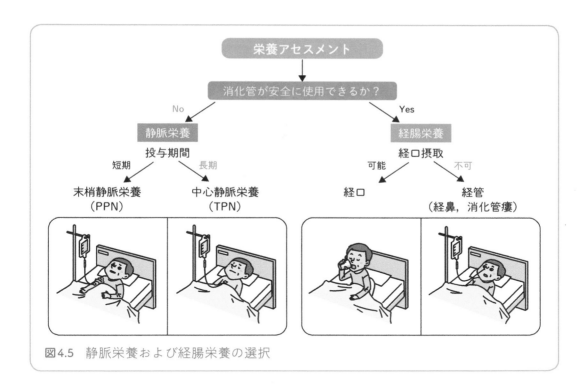

図4.5 静脈栄養および経腸栄養の選択

---

③　経腸栄養

　消化管機能が保たれている場合は，経腸栄養が第一選択肢となる。経腸栄養に用いる栄養剤の種類および特徴を表4.10に示す。IBDでは，消化管の炎症により，消化吸収能力が低下していることから，消化能力をあまり必要としない成分栄養剤がよく使用されている。

　経腸栄養療法は，経腸栄養剤から摂取するエネルギーの割合によって，排他的経腸栄養療法（Exclusive Enteral Nutrition；EEN）と部分的経腸栄養療法（Partial Enteral Nutrition；

表4.10　経腸栄養剤の種類と特徴

種類	配合	特徴	製品例
濃厚流動食	窒素源：たんぱく質	● 消化器の安静を必要としない場合の栄養補給として使用	メイバランス®（明治） テルミール®（テルモ）
半消化態栄養剤	窒素源：たんぱく質 糖質：デキストリン	● 部分的に消化が行われた状態の栄養剤で，ある程度の消化能力が必要 ● 脂質は成分栄養剤に比較して多い	エンシュア® （アボットジャパン） ラコール®（大塚製薬） Modulen®（Nestlé）
消化態栄養剤	窒素源：アミノ酸，ペプチド 糖質：デキストリン	● たんぱく質がほぼ分解された状態で，ほとんど消化能力を必要としない ● 脂質の含量は半消化態栄養座に比べ低い	ツインライン® （大塚製薬）
成分栄養剤	窒素源：アミノ酸 糖質：デキストリン	● 窒素源がアミノ酸で構成されており，ほとんど消化能力を必要としない ● 脂質が極めて少ない	エレンタール® （EAファーマ）

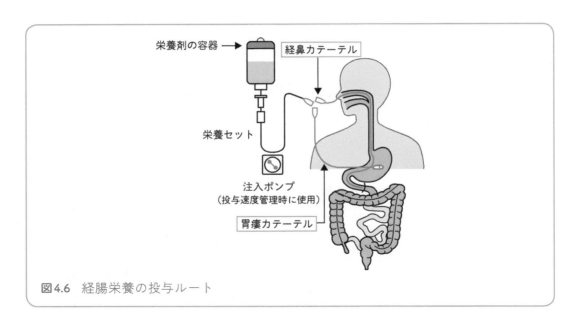

図4.6　経腸栄養の投与ルート

PEN）に分けられる。経腸栄養剤が経口摂取できない場合は，鼻からカテーテル（チューブ）を挿入し，直接胃に経腸栄養剤を投与する。また，IBDでは一般的ではないが，胃瘻から経腸栄養剤を投与する場合もある（図4.6）。

❶ 排他的経腸栄養療法（EEN）

EENは，食事はまったく摂取せずに経腸栄養剤からエネルギーを摂取する方法であり，活動期の患者に対しての寛解導入を目的として実施される場合が多い。

❷ 部分的経腸栄養療法（PEN）

PENは食事と経腸栄養剤の両方からエネルギーを摂取する方法であり，寛解期の患者に対する寛解導入および寛解維持を目的とした治療法として行われる。クローン病では，食事療法と併用される場合が多い。

4　IBDにおける静脈栄養療法の意義

潰瘍性大腸炎およびクローン病では，消化管病変の増悪や経口摂取が困難な場合には静脈栄養を選択する。IBDに対する静脈栄養療法の臨床研究は，主に1970年代および1980年代に欧米を中心に行われており，消化管の安静を図る，あるいは栄養補給を目的に静脈栄養が行われる。ここでは，これまでのIBDに対する静脈栄養療法の科学的根拠を示すとともに，静脈栄養の実際の投与例を紹介する。

❶ 潰瘍性大腸炎における静脈栄養療法の科学的根拠

これまでに実施されたランダム化比較試験では，重度の潰瘍性大腸炎患者に対して腸管安静を目的に静脈栄養を実施したが，手術率などのアウトカムは，通常の食事を摂取する

コントロール群と静脈栄養治療群で有意差はみられなかった[1, 2]。そのため，日本臨床栄養代謝学会（元 日本静脈経腸栄養学会）や ESPEN のガイドラインでは，潰瘍性大腸炎に対する寛解導入などの治療を目的とした静脈栄養療法は推奨していない[3, 4]。しかし，中等症から重症で腸管が安全に使用できない症例や経口摂取が困難な症例に対しては，絶食下で中心静脈栄養を行う場合がある。

❷ クローン病における静脈栄養療法の科学的根拠

クローン病では静脈栄養による臨床効果が確認されているが，その効果は経腸栄養療法と同等とされており[5]，消化管が使用可能な場合は経腸栄養療法を優先すべきとされている[4]。しかし，著しい栄養状態の低下，重度の下痢，広範囲な小腸病変，高度腸管狭窄，瘻孔形成などの合併症を有する場合には中心静脈栄養が適応とされている。

また，小腸病変を有するクローン病では，狭窄や穿孔などによる広範囲小腸切除あるいは高頻度な小腸切除により残存小腸が 1 m 以下になると腸管からの十分な栄養素の吸収が困難となる。このような重度な症例では，必要な栄養量を自宅で摂取できるように中心静脈にカテーテル（central venous catheter；CVC）を留置し，患者自身あるいは家族が点滴管理可能な状態で維持できる処置をする。中心静脈カテーテルのなかには，PICC（末梢挿入中心静脈カテーテル）があり，腕の静脈（尺側皮静脈，橈側皮静脈，肘正中皮静脈）などから挿入し，鎖骨下静脈を経由してカテーテルの先端を上大静脈に位置させる。PICC は挿入が比較的容易で挿入後の感染リスクが低いことが特徴である。

●静脈栄養の投与例の投与量

活動期における IBD 患者の安静時エネルギー消費量は，健常者と比較して上昇していることが報告されている[6]。静脈栄養からのエネルギー供給量は疾患の重症度および身体活動レベルを考慮しながら，標準体重あたり 30 〜 35 kcal/ 日以上の十分なエネルギーを投与する[4]。また IBD では低栄養のリスクがとても高く，慢性的な低栄養が持続している症例の場合はリフィーディング症候群*に留意すべきである。急速な高エネルギーの投

*リフィーディング症候群は，高度な栄養不良患者に対して短期間に大量の栄養投与を行った場合に起こる重篤な合併症です。栄養が不足している状態で急速に栄養補給を行うと，インスリンの分泌が増え，細胞内への糖のとり込みが増加します。同時に，血中のカリウム，リン，マグネシウムなどの細胞内への移動が促進され，血中のこれらの電解質が低下することによって，呼吸不全や心不全や不整脈などの重篤な状態に陥ります。リフィーディング症候群を予防するためには，10 kcal/kg体重程度のエネルギー量から投与を開始し，血清カリウム，リン，マグネシウム値および血糖値を厳重にモニタリングしながら5〜7日かけて少しずつ投与量を増やしていくことが推奨されます。

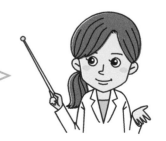

患者背景	クローン病活動期，男性，体重60 kg（BMI：20）		
栄養必要量	エネルギー：2,100 kcal/日（60 kg×35 kcal/kg） たんぱく質：78 g/日（60 kg×1.3 g/kg）		
エルネオパ® NF 2号輸液		1袋	2,000 mL

※合計2,000 mLのうち，1,920 mL分を投与

アミニック®輸液		1袋	200 mL
イントラポリス®輸液20%		1袋	250 mL

投与輸液量	2,308 mL	エネルギー量	2,154 kcal
糖	336 g	アミノ酸	78 g
脂肪	50 g	NPC/N比	153

※20%の脂肪乳剤の水分含有量は約75%として計算

＜ポイント＞
● 長期TPNが施行される場合は，セレン欠乏に注意する

図4.7　静脈栄養の処方例

与は避け，血糖値や血中リン値，血中カリウム値をモニタリングしながら，徐々にエネルギー量を増やしていく必要がある。

　なお，活動期では異化亢進状態となるため，標準体重あたり1.0〜1.5 g/日の十分なたんぱく質を投与すべきである。また，中心静脈栄養を実施する場合は，必須脂肪酸の欠乏を防ぐために脂肪乳剤の併用が日本臨床栄養代謝学会のガイドラインで推奨されている[3]。経腸栄養からの脂質の投与は病気を悪化させる可能性が報告されているが，経静脈的な脂質の投与は問題ないと考えられる。IBD患者に対する実際の静脈栄養の処方例を図4.7に示す。

5　IBDにおける経腸栄養療法の意義

　IBDにおける経腸栄養療法は，栄養補給だけではなく病気の治療を目的として実施される。静脈栄養と同様に，潰瘍性大腸炎とクローン病では経腸栄養療法の治療効果の科学的根拠が異なり，特にクローン病に対する経腸栄養療法が病気の治療という観点で重要視されている。ここでは，これまでのIBDに対する経腸栄養療法の科学的根拠を示すとともに，実際の投与方法を紹介する。

❶ 潰瘍性大腸炎における経腸栄養療法の科学的根拠
　潰瘍性大腸炎に対する経腸栄養療法の効果を検討した臨床研究は非常に少なく，あまり研究が進んでいないのが現状である。経腸栄養療法と静脈栄養療法を比較した前向き臨床研究では，寛解率や手術率に有意な差はみられなかった[7]。また，身体的な栄養状態の指標は介入前後で差はなかったが，経腸栄養療法により血中アルブミン値が有意に改善した

ことが報告されている[7]。小規模な後ろ向き研究でも，潰瘍性大腸炎に対する経腸栄養療法の効果が検討されているが，明確な臨床効果は確認されていない。そのため，ガイドラインでは潰瘍性大腸炎に対して寛解導入や寛解維持を目的とした経腸栄養療法を推奨していない[3,4,8]。

　一方，重度の潰瘍性大腸炎患者で，静脈栄養から経口摂取へ移行する場合は，一時的に経腸栄養を併用する場合もある。また，経口摂取のみでは十分な栄養治療効果が得られない場合は，経腸栄養療法によって栄養状態の改善効果が期待できるため，患者の食事摂取状況および栄養状態を観察しながら経腸栄養の必要性を検討する。

❷ 活動期クローン病における経腸栄養療法の科学的根拠

　成人の活動期クローン病に対する経腸栄養療法の寛解導入効果は，ステロイド療法と比べるとやや劣ることがメタアナリシスで明らかにされている[9]。そのため，欧米ではクローン病に対する経腸栄養療法は，ステロイドの代用や栄養改善目的での使用に留まっている。一方，日本での臨床研究では，経腸栄養療法がステロイド療法と比較して寛解導入率が高く，腸管病変の改善に優れているとの報告もあるため，寛解導入の一次治療として示されている[8]。

　成人とは異なり，小児クローン病に対する経腸栄養療法の寛解導入効果は，ステロイド療法よりも優れていることがメタアナリシスで示されている[9]。また，小児クローン病では，EEN はステロイド療法に比べ粘膜治癒の改善率が有意に高いことが報告されており[10]，活動期の小児クローン病に対する寛解導入法として優先度の高い治療とされている[11]。

　経腸栄養療法は小腸病変を有する患者のほうが経腸栄養療法の効果が高いと考えられてきたが[12]，最近のメタアナリシスでは，病変部位の違いによる経腸栄養療法の効果に統計的な有意な差は確認されていない[9]。また，栄養剤の種類（成分栄養剤あるいは半消化態栄養剤），栄養含有量（脂質およびたんぱく質量）なども治療効果に影響しないことが示されており[10]，海外ではより安価で飲みやすい半消化態栄養剤が選択される場合が多い。

❸ 寛解期クローン病における経腸栄養療法の科学的根拠

　日本で実施されたランダム化比較試験では，食事を自由に摂取するコントロール群に比べ成分栄養剤を用いた経腸栄養療法を実施した群で再燃率が有意に低かったことが報告されている（図4.8[13,14]）。

　また，成分栄養剤を用いた経腸栄養によって術後の寛解維持率が改善したことが報告されており，経腸栄養による治療がクローン病の寛解維持に重要であることが考えられる[15]。これらの研究から，日本臨床栄養代謝学会や日本消化器病学会のガイドラインでは，寛解期クローン病に対する治療法のひとつとして経腸栄養療法を推奨している[3,8]。

　成分栄養剤を用いた経腸栄養療法は，他の薬物療法などに比較して安全面で優れているが，患者が治療を中断するケースが多く，アドヒアランスが低いことが問題視されてい

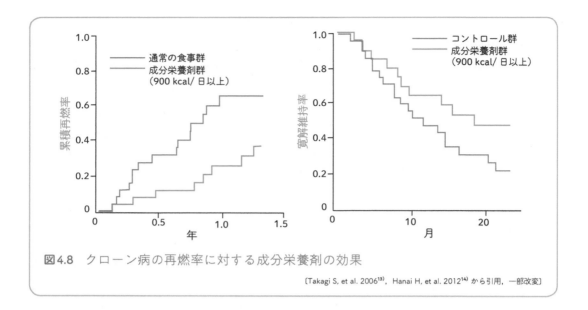

図4.8 クローン病の再燃率に対する成分栄養剤の効果

[Takagi S, et al. 2006[13]，Hanai H, et al. 2012[14] から引用，一部改変]

る。日本では成分栄養剤が使用されることが多いが，半消化態栄養剤のほうが，構成成分が食事成分に近いことから，経口摂取は容易といわれている。メタアナリシスでは，成分栄養剤と半消化態栄養剤では寛解導入効果に差がないことが報告されているため[16]，患者の治療の受容性や嗜好などを考慮して，用いる経腸栄養剤を個別に選択しているのが現状である。

❹ 抗TNF製剤と経腸栄養療法併用効果

　最近の研究では，抗TNF製剤と経腸栄養療法の併用療法の効果が検証されている（表4.11）。複数の臨床研究を解析したメタアナリシスでは，併用療法によりクローン病の寛解維持率が向上したことが報告されている[17]。しか

> 前ページのアドヒアランスとは患者が積極的に治療にかかわることです。コンプライアンスはいわれたことを守るという受け身の態度です。

し，このメタアナリシスは，後ろ向き研究が多く含まれており，ランダム化比較試験といった質の高い臨床研究が非常に少ない。今後は，質の高い臨床研究が実施されることにより，IBDにおける経腸栄養療法の新たな可能性が発見されることが期待されている。

6 経腸栄養療法の効果の機序

　経腸栄養療法がなぜクローン病の寛解導入および寛解維持に有効であるのか，その明確な機序はいまだわかっていないが，これまでの科学的根拠から以下の複数の要因が経腸栄養の効果に関与することが考えられている。

表4.11　抗TNF製剤と経腸栄養療法に関する臨床研究[17)]

| 年 | 対象 | 研究デザイン | 介入方法 | | 寛解／奏功率 | | 参考文献 |
			介入・治療法	Follow-up期間	コントロール群	ED併用群	
2006年	CD：110名	後ろ向き	IFX単独 vs. IFX + ED （900 kcal/日以上）併用	16週	32.40%	68.40%	18
2010年	CD：56名	前向き	IFX単独 vs. IFX + ED （1200 kcal/日以上）併用	56週	78.10%	66.70%	19
2013年	CD：102名	後ろ向き	IFX + ED（900 kcal/日未満） vs. IFX + ED （900 kcal/日以上）	平均：544日	42.10%	68.90%	20
2018年	CD：181名	後ろ向き	IFX/ADA + ED （900 kcal/日未満） vs. IFX/ADA + ED （900 kcal/日以上）	平均：3.74年	48.70%	48.10%	21
2018年	CD：117名	後ろ向き	ADA + ED（900 kcal/日未満） vs. ADA + ED （900 kcal/日以上）	平均：1327日	48.90%	76%	22

CD：クローン病，ED：成分栄養剤，IFX：インフリキシマブ，ADA：アダリムマブ

❶ 脂質の制限あるいは脂肪酸バランスの変化

　クローン病の病態に脂質の摂取量がかかわることが古くからいわれており，脂質含量の少ない成分栄養剤による脂質制限が効果的なのではないかと考えられていた。実際，成分栄養剤に脂質を付加すると，クローン病の寛解導入率が低下することが報告されている[23)]。しかし，成分栄養剤と半消化態栄養剤では治療効果は同程度と報告されており[9, 16)]，脂質の制限が成分栄養剤の効果に影響しているかはいまだ不明である。また，半消化態栄養剤のなかには脂質の構成成分として中鎖脂肪酸やn-3系脂肪酸を配合しているものもあり，脂肪酸バランスの変化が治療効果に関与している可能性も考えられる。

❷ 窒素源の構成成分

　成分栄養剤はアミノ酸で構成されており，消化能力を必要としない。また，たんぱく質と違ってアミノ酸は抗原性を示さないことから，抗原性たんぱく質の制限が炎症の制御に関与しているのではないかと考えられる。さらに最近の研究では，さまざまなアミノ酸が腸管免疫や腸管バリア機能を調節するはたらきがあることが明らかにされており，アミノ酸が腸管の炎症制御に重要であることが考えられる[24)]。しかし，半消化態栄養剤でも成分栄養剤と同等の効果がみられていることから，窒素源がアミノ酸であることがどの程度臨床効果に寄与しているかはいまだ定かではない。

❸ 腸内細菌への影響

　最近の研究で最も注目されているのは，経腸栄養が腸内細菌叢（腸内フローラ）に及ぼす影響である。これまでの研究では，排他的経腸栄養療法（EEN）の治療によって腸内細菌のα多様性が低下することが確認されている[25]。EENによる治療効果が腸内細菌の全体のバランスの変化によるものなのか，あるいはIBDの病態に関与する特定の細菌の増殖を抑制することが重要なのかはいまだわかっていない。また，EENの治療効果に腸内細菌が影響することが報告されており，腸内細菌のバランスが栄養療法の治療効果に重要であることが示唆されている[26]。今後，腸内細菌の研究が進むことによって，腸内細菌をベースとして，栄養療法が効果的な患者を選択して治療を行うPersonalized Nutritionが確立されることが期待される。

❹ 特定の食品の制限

　これまでの研究では，さまざまな食品成分がIBDの病態に関与することが明らかにされている。経腸栄養療法では，経腸栄養剤を摂取するため，食事から特定の食品の摂取量が減ることが炎症の制御に関与している可能性がある。実際，部分的経腸栄養療法（PEN）と特定の食品を制限する食事療法（Crohn's Disease Exclusion Diet；CDED）の組み合わせた治療は，小児クローン病患者に対してEENと同等の寛解導入効果があることが報告されていることから[27]，炎症に関与するような食品の制限がクローン病の治療に有用である可能性が考えられる。

7　成分栄養剤の調整方法

　クローン病の治療でよく使用される，エレンタール®（EAファーマ株式会社）を例に調製方法を図4.9に示す。現在10種類のフレーバーが用意されており，好みに応じてフレーバーを加えることが可能である。また，フレーバー以外にもゼリーミックスやムースベースが用意されている。液体として摂取できない場合でもゼリーやムース状であれば摂取できる可能性もあるので，患者の嗜好に合わせて適宜調整する。

　エレンタール®の服用量が多い場合や経口摂取が困難な場合は，経鼻チューブを用いて在宅経腸栄養を行うこともできる。夜間に経管栄養を行うのが一般的であり，寝ている間に必要量の摂取ができるため安定した栄養管理が可能である。在宅経腸栄養を行う場合は，在宅成分栄養経管栄養法指導管理料（2,500点）を算定することができる。また，エレンタール®の調製および投与するには以下の点に留意すべきである。

● 成分栄養剤の調整時の注意点

● 調整後はなるべく早く摂取する

　エレンタール®は栄養素が豊富に含まれているため，微生物が繁殖しやすい。調整後12時間以内に服用するようにして，つくりおきしないよう注意する。

❶溶解ボトルに水または
ぬるま湯を約 250 mL
入れる

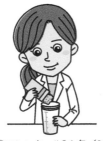
❷エレンタール® 1 包（80 g）
を入れ，好きなフレーバー
を加える

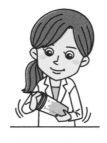
❸よく振って溶かす

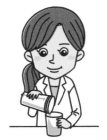
❹約 30 mL（約 1 kcal/mL）
の溶液にする

図4.9　成分栄養剤の調整方法

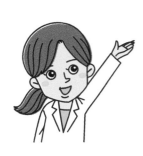

現在フレーバーは，「青リンゴ，トマト，グレープフルーツ，オレンジ，ヨーグルト，コーヒー，パイナップル，梅，マンゴー，コンソメ」の 10 種類があります。なかでも，ヨーグルトやグレープフルーツ味が患者さんに人気で，飲みやすいそうです。

「水でつくれるゼリーミックス」を使うときは，最初にゼリーミックスを溶かしてから，エレンタールとフレーバーを入れましょう。

● 投与速度に注意する

エレンタール® は浸透圧が高いため，短時間で服用すると，吸収率が下がり下痢になる可能性もある。飲用する場合は，一気に飲むのではなく時間をかけて飲むように指導する。また，経管栄養で服用する場合は 100 mL/ 時間に設定するのが一般的だが，消化器症状を観察しながら 50 mL/ 時間から開始して 150 mL/ 時間まで上げることが可能である。

● お湯で溶かさない

エレンタール® に含まれるアスコルビン酸（ビタミン C）とニコチン酸アミド（ナイアシン）は，高温の水溶液中で分解が進行するため，水かぬるま湯で溶かすようにする。

● フレーバーの種類に注意する

現在 10 種類のフレーバーを選択することが可能だが，コンソメ味には 1 包あたり 1.5 g の塩分が含有されているため，高血圧などの合併症を有する場合は注意する必要がある。

8　経腸栄養療法の実際

❶ 排他的経腸栄養療法（EEN）

EEN は，寛解導入のために行われることが多く，食事は絶食で経腸栄養剤からのみエ

ネルギーを摂取する。水は自由に摂取可能だが，糖分を含む飲料は避けるようにする。最も効果的な EEN の期間は定められておらず，欧米では 4 〜 12 週間実施するのが一般的であるが [28]，日本では 2 〜 4 週間とされている場合が多い。

【EEN 導入期】

はじめから必要なエネルギー量を投与するのではなく，2 〜 4 日ごとに徐々に経腸栄養の量を増やしていき，約 1 週間で必要エネルギー量を満たすように投与する。

【EEN 実施期間】

EEN の治療中は経腸栄養剤がきちんと摂取できているかを確認するのに加え，体重や消化器症状，炎症マーカーを定期的に評価すべきである。

【食事再導入期間】

EEN によって寛解導入できた場合は，経腸栄養剤を減らして食事を開始し，10 〜 14 日かけて徐々に食事の割合を増やしていく。日本ではスライド方式で，成分栄養剤の量を減らし，食事の量を増やしていくのが一般的である（図 4.10）。治療効果がみられない場合は，他の薬物療法を主体とした治療法に変更していく。

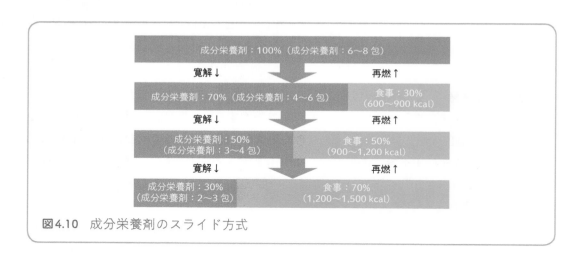

図 4.10　成分栄養剤のスライド方式

❷ 部分的経腸栄養療法（PEN）

PEN は，寛解維持を目的として実施することが多く，食事摂取量を減らす代わりに経腸栄養剤から摂取する。これまでの科学的根拠からは，1 日に成分栄養剤を 3 包（900 kcal）以上摂取した場合に寛解維持効果が認められているため [13, 14]，PEN を実施する場合は成分栄養剤を 3 包以上摂取することを目標にする。

【経口摂取する場合】

　成分栄養剤を経口摂取する場合，食後の摂取は一度に大量の食事を摂取してしまうことになるため，朝食の代わりに摂取するか，食間に摂取するようにする。1日の生活リズムは患者ごとに異なるため，患者の生活リズムを正確に聞きとり，それに合わせた服用方法を提案する。

【経鼻経管法で投与する場合】

　成分栄養剤を経口摂取することが困難で，経鼻経管法を用いて経管栄養で投与する場合は，夜間に6〜12時間（75〜150 mL/時）かけて投与するようにする。成分栄養剤からエネルギーを摂取する分，通常の食事の量を減らす必要があるため，朝昼夕の3食から均等に食事量を減らすか，朝食をスキップすることにより調節する。

> 経鼻チューブの入れ方を体験しておくことも管理栄養士として大切なことです！

9　おわりに

　現在のIBDに対する静脈栄養と経腸栄養の治療法と科学的根拠を紹介した。IBDに対するさまざまな新薬が開発され治療の選択肢が広がってきているが，栄養療法はクローン病の寛解導入および寛解維持における重要な治療法のひとつである。一方，潰瘍性大腸炎では科学的根拠が不足しており，静脈栄養および経腸栄養の有用性を示す研究がないため，ガイドラインでも栄養療法があまり重要視されていないのが現状である。経腸栄養療法は，薬物療法に比べ副作用が少なく，医療費のコストも低いことが利点として挙げられる。その反面，臨床効果が限定的であったり，患者の受容性が低いことが問題点として考えられる。今後は，栄養療法が効果的な患者を選択して治療を行う Personalized Nutrition が臨床応用されることが期待される。

押さえておきたいポイント

- 消化管が安全に使用できる場合は，経腸栄養が第一選択となり，消化管を安全に使用できない場合は静脈栄養を選択する。
- クローン病における経腸栄養療法は，寛解導入および寛解維持効果があることが示されており，治療法の重要な選択肢のひとつである。
- 潰瘍性大腸炎における経腸栄養療法は，科学的根拠が十分ではなく，ガイドライン等でも栄養療法は推奨されていない。

［参考文献］

1) McIntyre PB, et al. Controlled trial of bowel rest in the treatment of severe acute colitis. Gut. 1986 May；27(5)：481-485.

2) Dickinson RJ, et al. Controlled trial of intravenous hyperalimentation and total bowel rest as an adjunct to the routine therapy of acute colitis. Gastroenterology. 1980 Dec；79(6)：1199-1204.

3) 日本静脈経腸栄養学会．静脈経腸栄養ガイドライン 第3版．照林社．2013．

4) Forbes A, et al. ESPEN guideline：Clinical nutrition in inflammatory bowel disease. Clin Nutr. 2017 Apr；36(2)：321-347.

5) Wright RA, et al. Peripheral parenteral nutrition is no better than enteral nutrition in acute exacerbation of Crohn's disease：a prospective trial. J Clin Gastroenterol. 1990 Aug；12(4)：396-399.

6) Sasaki M, et al. Energy metabolism in Japanese patients with Crohn's disease. J Clin Biochem Nutr. 2010 Jan；46(1)：68-72.

7) González-Huix F, et al. Enteral versus parenteral nutrition as adjunct therapy in acute ulcerative colitis. Am J Gastroenterol. 1993 Feb；88(2)：227-232.

8) 日本消化器病学会．炎症性腸疾患(IBD)診療ガイドライン 2016．南江堂．2016．

9) Narula N, et al. Enteral nutritional therapy for treatment of active Crohn's disease. Cochrane Database Syst Rev. 2018 Apr 1；4：CD000542.

10) Borrelli O, et al. Polymeric diet alone versus corticosteroids in the treatment of active pediatric Crohn's disease：a randomized controlled open-label trial. Clin Gastroenterol Hepatol. 2006 Jun；4(6)：744-753.

11) Ruemmele FM, et al. Consensus guidelines of ECCO/ESPGHAN on the medical management of pediatric Crohn's disease. J Crohns Colitis. 2014 Oct；8(10)：1179-1207.

12) Afzal NA, et al. Colonic Crohn's disease in children does not respond well to treatment with enteral nutrition if the ileum is not involved. Dig Dis Sci. 2005 Aug；50(8)：1471-1475.

13) Takagi S, et al. Effectiveness of an 'half elemental diet' as maintenance therapy for Crohn's disease：A randomized-controlled trial. Aliment Pharmacol Ther. 2006 Nov 1；24(9)：1333-1340.

14) Hanai H, et al. Nutritional therapy versus 6-mercaptopurine as maintenance therapy in patients with Crohn's disease. Dig Liver Dis. 2012 Aug；44(8)：649-654.

15) Yamamoto T, et al. Enteral nutrition to suppress postoperative Crohn's disease recurrence：a five-year prospective cohort study. Int J Colorectal Dis. 2013 Mar；28(3)：335-340.

16) Akobeng AK, et al. Enteral nutrition for maintenance of remission in Crohn's disease. Cochrane Database Syst Rev. 2018 Aug 11；8：CD005984.

17) Hirai F, et al. Efficacy of enteral nutrition in patients with Crohn's disease on maintenance anti-TNF-alpha antibody therapy：a meta-analysis. J Gastroenterol. 2020 Feb；55(2)：133-141

18) Tanaka T, et al. Effect of concurrent elemental diet on infliximab treatment for Crohn's disease. J Gastroenterol Hepatol. 2006 Jul；21(7)：1143-1149.

19) Yamamoto T, et al. Prospective clinical trial：enteral nutrition during maintenance infliximab in Crohn's disease. J Gastroenterol. 2010；45(1)：24-29.

20) Hirai F, et al. Effectiveness of concomitant enteral nutrition therapy and infliximab for maintenance treatment of Crohn's disease in adults. Dig Dis Sci. 2013 May；58(5)：1329-1334.

21) Moroi R, et al. Long-term prognosis of Japanese patients with biologic-naïve Crohn's disease treated with anti-tumor necrosis factor-α antibodies. Intest Res. 2019 Jan；17(1)：94-106.

22) Sugita N, et al. Efficacy of a concomitant elemental diet to reduce the loss of response to adalimumab in patients with intractable Crohn's disease. J Gastroenterol Hepatol. 2018 Mar；33(3)：631-637.

23) Bamba T, et al. Dietary fat attenuates the benefits of an elemental diet in active Crohn's disease：a randomized, controlled trial. Eur J Gastroenterol Hepatol. 2003 Feb；15(2)：151-157.

24) Sugihara K, et al. The Role of Dietary Nutrients in Inflammatory Bowel Disease. Front Immunol. 2019 Jan 15；9：3183.

25) Simona G, et al. Effects of the Exclusive Enteral Nutrition on the Microbiota Profile of Patients with Crohn's Disease：A Systematic Review. Nutrients. 2017 Aug；9(8)：832.

26) Jones CMA, et al. Bacterial Taxa and Functions Are Predictive of Sustained Remission Following Exclusive Enteral Nutrition in Pediatric Crohn's Disease. Inflamm Bowel Dis. 2020 Jan 18；26(7)：1026-1037.

27) Levine A, et al. Crohn's Disease Exclusion Diet Plus Partial Enteral Nutrition Induces Sustained Remission in a Randomized Controlled Trial. Gastroenterology. 2019 Aug；157(2)：440-450.e8.

28) Day AS, Burgess L. Exclusive enteral nutrition and induction of remission of active Crohn's disease in children. Expert Rev Clin Immunol. 2013 Apr；9(4)：375-383.

4.4 IBDの周術期における栄養管理

1 周術期における栄養管理の意義

　生物学的製剤をはじめとした薬物療法の進歩によりIBDの治療法は大きく変化したが，外科的手術はいまだIBDの治療の重要な選択肢のひとつである。最近のシステマティックレビュー[1]では，診断後10年以内に手術を行ったクローン病患者が46.6％，潰瘍性大腸炎患者が15.6％であり，いまだに多くのIBD患者が手術を経験している。

　手術適応になる重症度の高いIBD患者は，消化器症状による食欲不振や消化吸収能力の低下などにより低栄養を合併していることが多い。低栄養は術後の予後を悪化させるリスク因子のひとつであるため，外科周術期では術前からの栄養管理が非常に重要である。ESPENのガイドライン[2]では，手術後の早期回復のためにEnhanced Recovery After Surgery（ERAS）[3]＊を推奨している。ERASプロトコルは，術前，術中，術後から構成され（図4.11）[3]，IBDの外科周術期においても早期回復を目的として実施される。ここでは

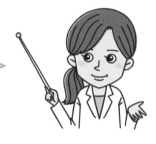

　＊Enhanced Recovery After Surgery（ERAS）は手術後の回復を高めるという意味です。手術後のケアを科学的根拠に基づいて行うことで，患者さんの手術に関する侵襲の軽減や術後合併症の予防と回復の促進を図り，入院期間の短縮や早期の社会復帰，医療コストの削減などの効果につなげることが期待されています。外科医，麻酔医，看護師，薬剤師など多職種の連携によって行われ，管理栄養士も重要な役割を担っています。

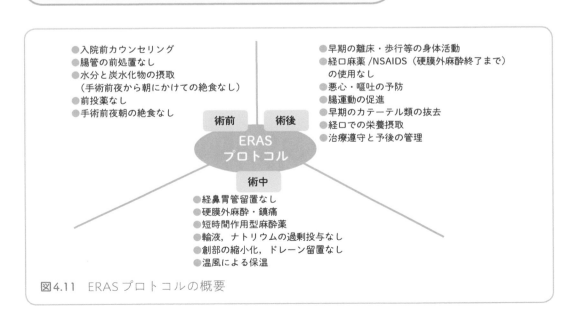

図4.11　ERASプロトコルの概要

外科周術期における栄養管理について ERAS の観点から解説する。

　科学的根拠に基づいた医療の標準化およびチーム医療を推進し，質の高い医療を提供するためには，**クリニカルパス**の導入が重要である。クリニカルパスは，検査や治療の予定とタイムスケジュールを示した治療計画書であり，治療にかかわるさまざまな職種によって作成される。146 ページに IBD のクリニカルパスの一例を掲載する。

2　術前の栄養管理

　術前の低栄養は，術後の合併症発症率や死亡率の上昇，創傷治癒の遅延，入院期間の延長に大きくかかわることが知られている[4]。特に手術適応になる重度の IBD 患者では，体重や除脂肪体重の減少だけではなく，微量栄養素の欠乏や脱水もみられ，低栄養を合併していることが多い。外科的手術に際し，栄養障害を術前に把握することは，術後合併症を予測し対応するために非常に重要である。

　これまでの臨床研究では，BMI や栄養予後指数の低下，サルコペニアを合併している低栄養の IBD 患者は，術後の合併症のリスクが高いことが報告されている[5]。術後の合併症を予防し早期回復を促進するためにも，術前は栄養アセスメントを行い，低栄養の患者に対して積極的に栄養サポートすることが推奨されている。

❶ 術前の低栄養の改善

　ESPEN ガイドライン[2]では，術前の高度の低栄養が認められる場合は，可能な限り手術を延期し（7 ～ 14 日程度），経腸栄養あるいは静脈栄養による栄養療法で低栄養を改善することを推奨している。特に栄養必要量の 60 ～ 75％を食事から摂取できない場合は，経口栄養補助食品あるいは経腸栄養剤を投与すべきであると示されている。栄養補給方法は，静脈栄養よりも経腸栄養が優先すべきだが，経腸栄養でも栄養必要量を満たせない場合，あるいは腸閉塞や腸瘻孔などにより消化管が安全に使用できない場合は静脈栄養を行う。

❷ 術前の経腸栄養療法の効果

　これまでの臨床研究では，術前の排他的経腸栄養療法（EEN）が術後の合併症に及ぼす効果が検証されている。2016 年に報告された後ろ向きの症例対照研究では，術前に EEN を実施したクローン病患者と EEN を行っていない患者を比較した結果，EEN を実施した患者は術後の合併症頻度が有意に低かったことが報告されている[5]。2019 年のシステマティックレビューでは，術前の EEN の有効性を報告する研究は多いが，後ろ向きの研究が多く，エビデンスレベルとしては高くないことが示されている[7]。ESPEN のガイドラインでも，術前の EEN の治療については言及されておらず，今後は質の高い臨床研究による検証が必要であると考えられる。

❸ 術前の絶飲食時間の短縮

　従来の周術期管理では，麻酔中に胃の内容物が逆流することによる誤嚥性肺炎を予防す

る目的で，術前夜から飲食を禁止することが主流であった。しかし，術前の絶飲食は喉の渇きと空腹感を助長し，患者にとって大きなストレスとなっていた。また，術前夜からの絶飲食でも術後の回復が遅延することが報告されており，ERAS プロトコルでは術前の絶飲食の時間を短縮すべきとしている。最近の研究では手術の 2 〜 3 時間前までであれば，飲料は速やかに胃内から排出され，患者の口渇感が減少し，快適度が増すことが明らかになっている。これらの研究から，日本臨床栄養代謝学会や日本麻酔科学会のガイドラインでも麻酔導入の 2 時間前までの清澄水（水，お茶，果肉を含まない果物ジュースなど）の摂取が認められている[8,9]。

　また，ESPEN や日本臨床栄養代謝学会のガイドラインでは，麻酔導入の 6 時間前の固形物は誤嚥のリスクにならないことが示されており，麻酔導入 6 時間前までの固形物摂取および 2 時間前までの飲水は問題ないと考えられる[9]。ただし，腸閉塞や腸管穿孔などの重度の消化管機能障害がある場合や緊急手術の症例は，この絶飲食時間は適応外であり，患者に合わせた対応にする必要がある。

❹ 術前の経口補水療法および炭水化物負荷（carbo-loading）

　術前に長時間の絶飲食によって水分と電解質が喪失し，脱水傾向となるため，術前は輸液による水分・電解質管理が一般的に行われてきた。一方，術前の水分・電解質管理を輸液ではなく，経口補水液を用いて行う経口補水療法も広く行われるようになってきている。

　ERAS プロトコルでは，術前 2 時間前までに炭水化物含有飲料を投与することを推奨している[4]。これまでの研究では，術前 2 時間前までに 12.5 ％の炭水化物含有飲料を400 mL 摂取することにより，術後のインスリン感受性の改善，免疫能低下の抑制，たんぱく質代謝の改善，術後の嘔気・嘔吐を抑制することが報告されている[4]。海外では，浸透圧の低いマルトデキストリンを含む炭水化物飲料が使用されているが，日本国内では経口補水液 OS-1 やアルジネートウォーターが使用される場合が多い（表4.12）。

表4.12　術前に使用される主な経口補水液および炭水化物含有飲料

製品名	Ensure® Pre-surgery	preOp®	オーエスワン® （OS-1）	アルジネード® ウォーター	アクアファン® MD100
製造元	Abbott	Nutrica	大塚製薬	ネスレ	アイドゥ
1本あたりの容量（mL）	296	200	280/500	125	200
エネルギー （kcal/100 mL）	68	50	10	100	50
炭水化物（g/100 mL）	16.9	12.6	2.5	18	12.5
たんぱく質（g/100 mL）	0	0	0	2	0
脂質（g/100 mL）	0	0	0	0	0
ナトリウム（mg/100 mL）	60.8	50	115	0	80
そのほかの成分	Zn, Se	K, Cl, Ca, P, Mg	K, Cl, P, Mg	Zn, Cu, P	K, Mg, ビタミンB$_1$

IBD において ERAS の臨床効果を評価した研究は少ない。しかし，ESPEN のガイドラインでは，IBD 周術期は ERAS プロトコルに準じて栄養サポートすべきであると推奨している [2]。

❶ 術後早期の経口摂取

これまでに複数の臨床研究で，術後早期の経口摂取が感染性合併症の減少や在院期間の短縮に効果があることが報告されている。そのため，日本臨床栄養代謝学会や ESPEN のガイドラインでは，術後 24 時間以内に経口摂取あるいは経腸栄養を開始することを推奨している [2, 9]。早期の経腸栄養は，胃の運動能力の低下や肺炎のリスク因子にはならず，吻合部の創傷治癒に悪影響を与えないため，安全に実施可能であると報告されている [4]。しかし，早期の経口摂取を行うには，個々の手術術式や消化管機能に十分気をつけて実施する必要がある。

❷ 合併症発生時の栄養療法

縫合不全や敗血症などの重篤な合併症をきたした患者では，炎症に伴って必要なエネルギーおよびたんぱく質量が増加する [10, 11]。そのため，合併症発生時は，原因疾患の治療を早急に行うとともに，速やかに栄養療法を開始し，低栄養を予防することが重要である。栄養投与ルートは，経腸栄養を第一選択肢としながらも，個々の患者の状況に応じて静脈栄養も選択あるいは併用する。

４ 手術術式に応じた食事

IBD では，外科的手術により大腸全摘し，人工肛門（ストーマ）を造設する場合がある。さらに，ストーマを閉鎖し，回腸直腸をつなぎ合わせる手術や広範囲に腸管を切除することによって短腸症候群になる場合などがある。術後であっても基本的な食事療法は同じだが，手術術式に応じて食事内容に注意する（図 4.12）。

❶ ストーマ造設後の食事

IBD では，病気が悪化すると大腸を全摘し，小腸ストーマを造設する場合がある。ストーマ造設後は，ストーマ装具のなかに排泄物が溜まっていき，排泄物が溜まったらトイレで排泄物を流すようになる。

ストーマ造設した直後は，やわらかく消化のよい食事から徐々に試していき，術後 1 か月以降は通常の食事に戻していく。ストーマ造設後でも特定の食品を制限する必要はないが，食べ物によっては閉塞のリスクが高まったり，

この人工肛門の期間はとても重要なので，皮膚・排泄ケア認定看護師として協力して栄養管理をしましょう！

① ストーマ造設後	② ストーマ閉鎖後	③ 短腸症候群
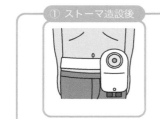	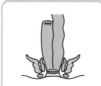	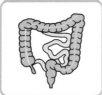
＜食事のポイント＞	**＜食事のポイント＞**	**＜食事のポイント＞**
● フードブロッケージの予防 ● 脱水の予防 ● ガスの産生や排泄物のにおいにかかわる食品に注意	● 回腸嚢炎の予防 ● 排便回数や便の性状にかかわる食品に注意 ● 脱水の予防	● 術後早期は中心静脈栄養で栄養補給 ● 術後中期から経腸栄養を開始 ● 術後後期から経腸栄養と食事を再開

図4.12　IBDにおける術後に適した食事の概要

排泄物の性状に影響することがあるため注意が必要である。

●ストーマ造設後の食事のポイント

①フードブロッケージの予防

　フードブロッケージは未消化の食べ物が消化管に詰まってしまうことをいい，排泄がうまくできなくなることにより，おなかの張りや腹痛などの消化器症状が現れる。フードブロッケージが実際に起きた場合は早急に病院を受診すべきだが，すぐに受診できない場合には，固形物をとらずに水をたくさん飲んで様子をみる。

　フードブロッケージのリスクを軽減するために，ストーマ造設後は活動期の低残渣食に近い食事内容にする（第5章，p.95）。特に，食物繊維の多い食品（ごぼう，セロリ，きのこ類）や残渣の多い食品（種子が多い，皮つきの野菜や果物，種実類）は一度に食べ過ぎないよう注意する。また，残渣の多い・少ないにかかわらず，食べ物はよく噛んで（1口30回以上）から食べるようにする。

②脱水の予防

　手術直後は，便の量が比較的多いため，脱水症状になるリスクが高い。脱水を予防するためにも，1日2,000 mL以上の水を摂取すべきである。術後数か月経つと小腸が水分を十分吸収するようになるが，小腸ストーマの場合は排泄物中に含まれる水分が多いため，1日1,500〜2,000 mL程度の水分を摂取するよう心がける。

③排泄物の性状やにおい，ガスの産生に影響する食品

　ストーマ造設後は，食べた食事が排泄物（便）の性状やにおい，ガスの産生に影響しやすい。においやガスが気になる場合は，図4.13に示すような排泄物のにおいやガスの産生に影響しやすい食品を避ける。

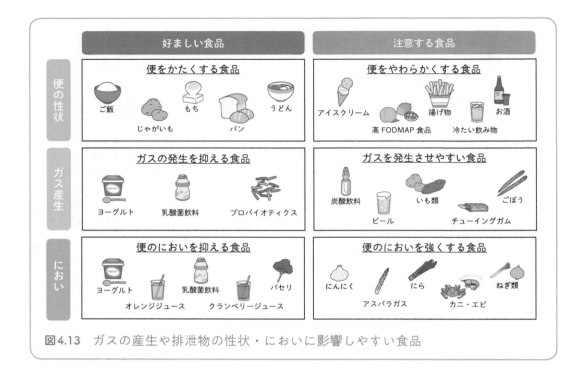

図4.13　ガスの産生や排泄物の性状・においに影響しやすい食品

② ストーマ閉鎖後の食事

　潰瘍性大腸炎は大腸に炎症が限局されるため，大腸全摘とストーマを造設した数か月後にストーマを閉鎖する手術が行われる。ストーマ閉鎖後は大腸全摘前のように自分の肛門から排便することができる。しかし，便の性状は泥状から水様で，排便回数が多いことがよくあるため注意する（術後1年時に5～6回/日程度）。また，術後の合併症として回腸を袋状にした部分に炎症が生じる回腸嚢炎が起きることがあり，水様便，排便回数の増加，便漏れの増加，血便，腹痛，発熱などの症状が現れる。ストーマ閉鎖後は通常の食事が摂取可能だが，排便状況の改善や回腸嚢炎の予防のために，以下の点に注意する。

●ストーマ閉鎖後の食事のポイント

①回腸嚢炎の予防

　イスラエルで実施された前向きの臨床研究では，術後に回腸嚢炎を発症した人は，発症しなかった人に比べ果物の摂取量が低かったことが報告されている[12]。果物は食物繊維や微量栄養素，フィトケミカルの供給源で，腸内細菌のバランスを整えるのに重要である。実際，プロバイオティクスが回腸嚢炎の予防に有効であることも報告されており[13]，回腸嚢炎を予防するためにも積極的に果物を食べるようにする。

②排便回数・排泄物の性状の改善

　大腸を全摘・亜全摘した後は，食事が排便回数や排泄物の性状に影響しやすくなる。特に，牛乳や辛い食べ物，高脂肪の食べ物，アルコール類，一部の果物や野菜の摂取が排便量にかかわっていることが報告されている[14]。一方，いも類やパン類，バナナの摂取によって便の性状が改善されることが示されている[14]。個々の患者によって排便回数や便

の性状に関与する食品は異なるため，食事摂取状況と排便状況を観察しながら，患者に合った食品を食べるようにする。

③脱水の予防

術後に排便回数が増えると，排便を恐れて水分をとらなくなる患者が多くいる。ストーマ閉鎖後でも脱水状態にならないように，水分の摂取には十分に注意する。また，就寝時に便が漏れてしまうこともあるので，就寝前の過度な食事やアルコールなどは控えるようにする。

❸ 短腸症候群の食事

重度の小腸病変があるクローン患者は，広範囲に小腸を切除する場合がある。小腸は栄養素を吸収するため重要な器官であり，小腸を広範囲に切除すると，消化吸収をうまく行うことができず，短腸症候群と呼ばれる病態になる。短腸症候群は，残存小腸が成人では150 cm以下，15歳以下の小児では75 cm以下と定義されている。しかし，残っている小腸の長さや切除部位，回盲弁の有無，残存腸管の病変の有無などによって症状は大きく異なる。一般的な小腸広範囲切除後の経過を表4.13に示す。

●小腸広範囲切除後の食事のポイント

【手術後～術後1か月】

小腸から栄養素をほとんど吸収することができないため，中心静脈栄養で必要なエネルギーを投与する。

【術後1か月～1年】

残存小腸が環境に順応し，消化吸収能力が少しずつ回復していく。下痢の回数が減少してきたら，中心静脈栄養から経腸栄養に移行する。しかし，残存小腸が10 cm以下で，消化吸収能力の回復がみられない場合は，中心静脈栄養を継続する。

表4.13　短腸症候群の病期別の食事

病期	期間	病態	栄養管理
早期（術後期）	術後3～4週	●水溶性下痢，水分・電解質異常	●静脈栄養（TPN）
中期（馴化期）	術後1～12か月	●代償機能が働きはじめる ●消化吸収能の回復過程における低栄養	●下痢の回数が減少したらTPNから経腸栄養管理に移行
後期（安定期）	中期以降	●残存小腸の馴化に応じた消化吸収能の獲得	●経腸栄養管理＋消化のよい食事

〔飯嶋正広ほか，2016[15]を一部改変〕

【術後１年以降】

　経腸栄養による栄養の摂取がうまくできている場合は，消化吸収のよい食事の摂取をはじめてみて，**経腸栄養と食事を併用**する。食事は，おかゆや白身魚の煮つけなど，消化管に負担のかけない食事を摂取する。

5　おわりに

　外科的治療において，周術期の栄養管理は管理栄養士の重要な役割のひとつである。周術期の栄養管理は，ERASをベースとし，患者の状況に応じて多職種で連携しながら進めることが大切である。また，術後はそれぞれの手術様式に応じて注意すべき食事内容が異なるので，個々の患者の状況に合わせて栄養指導を行う必要がある。

押さえておきたいポイント

- 周術期の栄養管理は，ERASに基づいて実施する。
- ストーマ造設後は，フードブロッケージと脱水の予防に注意し，よく噛んで食べるようにする。
- ストーマ閉鎖後は，排便回数や便の性状を悪化させるような食品に注意する。
- 短腸症候群では，症状や段階に応じて静脈栄養や経腸栄養を併用し，徐々に食事を戻していく。

［参考文献］

1) Frolkis AD, et al. Risk of surgery for inflammatory bowel diseases has decreased over time: a systematic review and meta-analysis of population-based studies. Gastroenterology. 2013 Nov；145（5）：996-1006.
2) Forbes A, et al. ESPEN guideline: Clinical nutrition in inflammatory bowel disease. Clin Nutr. 2017 Apr；36(2)：321-347.
3) Fearon KCH, et al. Enhanced recovery after surgery: A consensus review of clinical care for patients undergoing colonic resection. Clin Nutr. 2005 Jun；24(3)：466-477.
4) Weimann A, et al. ESPEN guideline: Clinical nutrition in surgery. Clin Nutr. 2017 Jun；36(3)：623-650.
5) Adamina M, et al. Perioperative Dietary Therapy in Inflammatory Bowel Disease. J Crohns Colitis. 2020 May 21；14(4)：431-444.
6) Wang H, et al. Impact of Preoperative Exclusive Enteral Nutrition on Postoperative Complications and Recurrence After Bowel Resection in Patients with Active Crohn's Disease. World J Surg. 2016 Aug；40(8)：1993-2000.
7) Rocha A, et al. Preoperative Enteral Nutrition and Surgical Outcomes in Adults with Crohn's Disease: A Systematic Review. GE Port J Gastroenterol. 2019 May；26(3)：184–195.
8) 日本麻酔科学会．術前絶飲食ガイドライン．2012.
9) 日本静脈経腸栄養学会．静脈経腸栄養ガイドライン．照林社．2013.

10) Chioléro R, et al. Nutrition. Energy metabolism in sepsis and injury. Nutrition. 1997 Sep；13(9 Suppl)：45S-51S.
11) Ishibashi N, et al. Optimal protein requirements during the first 2 weeks after the onset of critical illness. Crit Care Med. 1998 Sep；26(9)：1529-1535.
12) Gondy L, et al. Fruit Consumption is Associated with Alterations in Microbial Composition and Lower Rates of Pouchitis. J Crohns Colitis. 2019 Sep 27；13(10)：1265-1272.
13) Nguyen N, et al. Treatment and prevention of pouchitis after ileal pouch-anal anastomosis for chronic ulcerative colitis. Cochrane Database Syst Rev. 2019 Nov 30；11(11)：CD001176.
14) Steenhagen E, et al. Sources and severity of self-reported food intolerance after ileal pouch-anal anastomosis. J Am Diet Assoc. 2006 Sep；106(9)：1459-1462.
15) 飯嶋正広ほか 編著. 臨床栄養学 第二版. 学文社. 2016.

4.5 IBDとプロバイオティクス

1 IBDにおける腸内細菌の役割

健常なヒトの腸内には約1,000菌種，100〜1,000兆個の腸内常在菌が腸内細菌叢を形成して生息している。IBDでは腸内細菌叢の乱れ（gut dysbiosis）が病態の発症に関与することが明らかにされており，この腸内細菌叢を標的とした治療法の開発が進められている[1]。腸内細菌を標的とした治療のなかでもプロバイオティクスは古くから行われている治療法のひとつであり，下痢や便秘といった消化器症状や耐糖能異常の改善など幅広い効果が報告されている[2]。IBDに対しても，これまでにさまざまな種類のプロバイオティクスの効果が検証されている。ここではプロバイオティクスの概要を説明するとともに，IBDにおける科学的根拠を紹介する。

2 プロバイオティクスの概要

プロバイオティクスとは，腸内細菌叢のバランスを改善することによって宿主の健康によい影響を与える生きた微生物と定義されている。これまでに乳酸菌やビフィズス菌などのさまざまな種類の細菌を用いたプロバイオティクスが医療分野や食品分野で販売されている（表4.14）。

一方，消化管に常在する有用な細菌を増殖させる，あるいは有害な細菌の増殖を抑制することで宿主に有益な効果をもたらす難消化性食品成分をプレバイオティクスという。さらに，プロバイオティクスとプレバイオティクスをいっしょに摂取することをシンバイオティクスといい，健康効果がより高まると考えられている（図4.14）。

3 プロバイオティクスの作用メカニズム

プロバイオティクスが腸炎に及ぼす影響とその機序を解明するために，これまでに動物実験モデルを中心に研究が行われている[2]。これまでの研究からプロバイオティクスが腸炎を抑制する主な機序として，次のことが考えられている（図4.15）。

表4.14　整腸剤およびプロバイオティクスの一覧

製品名	成分・含量	菌種	生菌数
ビオフェルミン®	ラクトミン：6 mg/1 g 糖化菌：4 g/1 g	*Streptococcus faecalis* *Bacillus subtilis*	約1 × 10^8/1 g 約1 × 10^8/1 g
ビオフェルミン® 錠剤	ビフィズス菌： 12 mg/1 錠	*Bifidobacterium bifidum*	約1 × 10^8/1 錠
ラックビー® 微粒M	ビフィズス菌： 10 mg/1 錠	*Bifidobacterium longum* *Bifidobacterium infantis*	約7 × 10^{10}/1 錠
ミヤBM®錠	酪酸菌：20 mg/1 錠 ラクトミン：2mg/1 錠	*Clostridium butyricum* *Streptococcus facalis*	約1 × 10^7〜1 × 10^8/2 錠 約2 × 10^8/2 錠
ビオスリー® 配合錠	酪酸菌：10 mg/1 錠 糖化菌：10 mg/1 錠	*Clostridium butyricum* *Bacillus subtilis*	約5 × 10^7/2 錠 約5 × 10^7/2 錠
VSL#3®	ビフィズス菌 乳酸菌	*Bifidobacterium breve* *Bifidobacterium longum* *Bifidobacterium infantis* *Lactobacillus acidophilus* *Lactobacillus plantarum* *Lactobacillus paracasei* *Lactobacillus delbrueckii* 　subsp. *bulgaricus* *Streptococcus* 　*thermophilus*	約10^{11}/錠

〔鶴川百合ら，2012[3]〕を一部抜粋および改変〕

プロバイオティクス
健康によい影響を与える生きた微生物
【例】乳酸菌，ビフィズス菌，酪酸菌

ヨーグルト　　納豆　　ぬか漬け　　キムチ

プレバイオティクス
善玉菌の餌になる食品成分
【例】食物繊維，オリゴ糖

野菜　果物　きのこ

シンバイオティクス
プロバイオティクスとプレバイオティクスを組み合わせたもの
【例】ヨーグルトと果物をいっしょに食べる

図4.14　プロバイオティクスとプレバイオティクスの概要

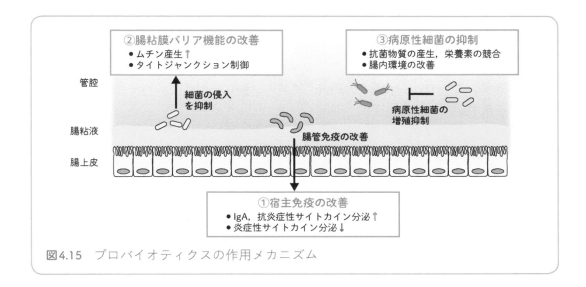

図4.15 プロバイオティクスの作用メカニズム

❶ 宿主免疫の改善

腸管の主なはたらきは食べ物の消化吸収だが，免疫器官としても重要な役割を果たしている。腸管は多数の腸内細菌やそのほかの有害物に暴露されており，それらの腸管内への侵入を防ぐために免疫のはたらきを担う細胞や免疫グロブリンA（IgA）といった抗体などが存在している。プロバイオティクスは，免疫細胞における抗炎症性サイトカインである IL-10 や TGF-β の産生を促進し，炎症性サイトカインである TNF-α，IFN-γ などの産生を抑制することにより抗炎症効果を示す。また，プロバイオティクスは IgA の産生を促進することにより腸管免疫能を改善することが明らかにされている。

❷ 腸粘膜バリア機能の改善

腸上皮は糖タンパク質であるムチンで構成される腸粘液によって覆われており，腸内細菌や有害物が腸上皮に侵入するのを防いでいる。また，腸管の上皮細胞は，タイトジャンクションという上皮細胞どうしを機械的につなぐバリア構造を有しており，腸内細菌や病原菌，毒素といった外来異物の侵入を防ぐ重要な役割を担っている。プロバイオティクスは，ムチンの合成を促進およびタイトジャンクションを構成するたんぱく質の制御にかかわることにより，腸粘膜バリア機能を改善させることが明らかにされている。

❸ 病原性細菌の抑制

プロバイオティクスとして用いられる細菌のなかには，抗菌性を有する機能性物質の産生や腸管内に存在する栄養素と競合することによって病原性細菌を抑制する。糖の発酵によって産生される乳酸，酢酸などの有機酸は，腸内 pH を低下させることによって一部の有害菌の生育を抑制する。また，プロバイオティクスのなかには，バクテリオシンという抗菌性のポリペプチドを産生するものがある。バクテリオシンは，主に産生菌の近縁の菌種に抗菌作用を示すのに加え，一部の病原性菌に対しても抗菌作用を示すことが明らかにされている。

　これまでに実施された IBD に対してプロバイオティクスの効果を検証した臨床研究を表 4.15 に示す。ここでは，潰瘍性大腸炎，クローン病におけるプロバイオティクスの科学的根拠を示す。

❶ 活動期の潰瘍性大腸炎に対するプロバイオティクス

　2020 年の Cochrane レビューでは，活動期の潰瘍性大腸炎に対するプロバイオティクスは，プラセボに比べ臨床的な寛解導入率が有意に高いことが示され，5-ASA 製剤による治療と同等の効果があることが報告されている[16]。また，5-ASA 製剤とプロバイオティクスの併用によって，寛解導入率がわずかに改善されることが示されている。さらに，複数の菌種を用いたプロバイオティクスは，単一の菌種のものよりも寛解導入率が優れている傾向があることが報告されている。そのため，ESPEN のガイドラインでは 8 種類の細菌が配合された De Shimone 組成の VSL#3® *投与が軽度から中等度の潰瘍性大腸炎患者に推奨されている[17]。

表4.15　IBD におけるプロバイオティクスのランダム化比較試験

| 対象 | 人数 | 介入方法 | | 期間 | 結果 | | | | 参考文献 |
		Probiotics	Control		指標	Probiotics	Control	P	
活動期 UC	20名	乳酸菌飲料	プラセボ	12週	寛解導入率	40.0%	33.0%	NA	4
	56名	BB536 （*Bifidobacterium longum*）	プラセボ	8週	寛解導入率	63.0%	52.0%	0.395	5
	144名	VSL#3®	プラセボ	8週	寛解導入率	47.7%	32.4%	0.069	6
	29名	VSL#3®	プラセボ	4〜8週	寛解導入率	92.8%	36.4%	<0.001	7
寛解期 UC	195名	乳酸菌飲料	プラセボ	48週	再燃率	22.7%	20.0%	0.651	8
	46名	*Streptococcus faecalis, Clostridium butyricum, Bacillus mesentericus*	プラセボ	1年	寛解維持率	69.5%	56.6%	0.248	9
	327名	Nissle 1917	5-ASA	1年	再燃率	36.4%	33.9%	NS	10
	32名	*Lactobacillus acidophilus, Bifidobacterium animalis*	プラセボ	52週	寛解維持率	25.0%	8.0%	0.37	11
活動期 CD	11名	*Lactobacillus* GG	プラセボ	6か月	寛解導入率	80.0%	83.3%	NS	12
	35名	*Bifidobacterium longum, Synergy 1*	プラセボ	6か月	寛解導入率	62.0%	45.0%	NA	13
寛解期 CD	75名	*Lactobacillus* GG	プラセボ	2年	再燃率	31.0%	17.0%	0.18	14
	45名	*Lactobacillus* GG	プラセボ	1年	再燃率	60.0%	35.3%	0.297	15

UC：潰瘍性大腸炎，CD：クローン病

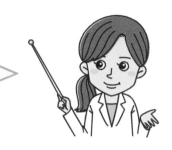

＊VSL#3®は他のプロバイオティクスに比べ菌数や種類が多く含まれていることが特徴的で（表4.14），これが他のプロバイオティクスより優れた臨床効果がみられた理由のひとつではないかと考えられます。しかし，VSL#3®は，2016年に組成が変更され，前述した臨床研究と同等の効果が得られるかはわかっていません。現在VSL#3®の元の組成は開発者の名前からDe Shimone組成と呼ばれており，別の会社からVisbiomeという商品名で発売されています。しかし，日本ではVSL#3®およびVisbiomeともに発売されていないため，入手することはできません。

❷ 寛解期の潰瘍性大腸炎に対するプロバイオティクス

2020年のCochraneレビューでは，プロバイオティクスの寛解維持率はプラセボと有意差がなかったことが示されている[18]。一方，プロバイオティクスの寛解維持効果は，5-ASA製剤による治療と同等であることが示されている。プロバイオティクスが寛解期の潰瘍性大腸炎に対して有効なのかは臨床研究の数が足らず，科学的根拠が不足していることから，いまだに明確な結論は出ていない。

ESPENのガイドラインでは，De Shimone組成のプロバイオティクスとNissle 1917株のみ，寛解期の潰瘍性大腸炎に推奨している[17]。しかし，2017年に報告されたESPENのガイドラインでは，最新の臨床研究およびメタアナリシスが考慮されていないため，今後，推奨内容が変更される可能性が考えられる。

❸ クローン病に対するプロバイオティクス

これまでにクローン病患者に対して，プロバイオティクスの効果を検証したランダム化比較試験は非常に少ない。2008年に報告された少人数のランダム化比較試験では，*Lactobacillus rhamnosus* GG（LGG）の寛解導入率はプラセボと有意差がなかったことが示されている[12,19]。

一方，2006年のCochraneレビューでは，プロバイオティクスは寛解維持効果もないことが示されている[20]。そのため，ESPENのガイドラインでは，クローン病に対するプロバイオティクスの使用は，活動期および寛解期ともに推奨されていない[17]。

❹ 回腸嚢炎に対するプロバイオティクス

潰瘍性大腸炎では，大腸全摘・回腸嚢肛門吻合術後に回腸嚢部分に炎症や潰瘍ができる回腸嚢炎を発症する場合がある。回腸嚢炎に対する治療として，抗菌薬が有効であることから，腸内細菌の異常が回腸嚢炎の原因のひとつとし

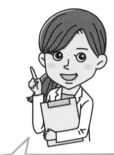

潰瘍性大腸炎の場合，大腸を全摘しても完治ではなく，回腸嚢炎を予防することが大事です。

て考えられている。これまでの臨床研究では，プロバイオティクスによる腸内環境の改善が，回腸嚢炎の治療や予防に効果があるか検証している。

2019年のCochraneレビューでは，エビデンスレベルは高くはないが，De Shimone組成のプロバイオティクスが慢性回腸嚢炎の治療や予防に効果的であることが示されている。これらの研究から，ESPENのガイドラインでは，抗生物質の治療効果がみられなかった患者や，回腸嚢炎の予防を目的とした治療としてDe Shimone組成のプロバイオティクスを推奨している[17]。

5　おわりに

プロバイオティクスは，腸内環境のバランスを良好に保つために有用である。しかし，これまでの臨床研究ではDe Shimone組成のプロバイオティクスや潰瘍性大腸炎，回腸嚢炎に対してのみ臨床効果が示されており，限定的な効果しかないことが考えられる。また，ESPENのガイドラインでは潰瘍性大腸炎にプロバイオティクスを推奨しているが，米国消化器病学会（AGA）のガイドライン[21]では潰瘍性大腸炎に対するプロバイオティクスの使用を推奨しておらず，いまだ明確な結論が得られていない。

日本では治療目的としてのプロバイオティクスはあまり普及しておらず，腸内環境を整える目的で整腸剤が処方されている患者が多いのが実状である。プロバイオティクスとプレバイオティクスを組み合わせたシンバイオティクスがIBDの寛解導入に有効であったという報告もあり[13, 22]，今後，新たなプロバイオティクスが開発されIBD患者に応用されることが期待される。

> 新たなプロバイオティクスやシンバイオティクスに
> 期待したいですね！

 押さえておきたいポイント

- プロバイオティクスは，宿主の免疫やバリア機能，病原性細菌を抑制し，腸内環境を良好に整える。
- これまでの研究では，潰瘍性大腸炎や回腸嚢炎に対してのみプロバイオティクスの効果が認められており，ESPENのガイドラインではプロバイオティクスとしてDe Shimone組成のプロバイオティクスが推奨されている。
- 日本では腸内環境を整える目的で，整腸剤が処方されている患者が多いのが実状である。

［参考文献］

1) Caruso R, et al. Host-microbiota interactions in inflammatory bowel disease. Nat Rev Immunol. 2020 Jan 31.
2) Sanders ME, et al. Probiotics and prebiotics in intestinal health and disease: from biology to the clinic. Nat Rev Gastroenterol Hepatol. 2019 Oct；16(10)：605-616.
3) 鶴川百合ほか．がん治療と緩和ケア(2)医療現場で期待されるプロバイオティクスの役割～化学療法中の小児に対する臨床応用例を中心に～．日本医科大学医学会雑誌．2012；8(2)．
4) Kato K, et al. Randomized placebo-controlled trial assessing the effect of bifidobacteria-fermented milk on active ulcerative colitis. Aliment Pharmacol Ther. 2004 Nov 15；20(10)：1133-1141.
5) Tamaki H, et al. Efficacy of probiotic treatment with Bifidobacterium longum 536 for induction of remission in active ulcerative colitis: A randomized, double-blinded, placebo-controlled multicenter trial. Dig Endosc. 2016 Jan；28(1)：67-74.
6) Tursi A, et al. Treatment of Relapsing Mild-to-Moderate Ulcerative Colitis With the Probiotic VSL#3 as Adjunctive to a Standard Pharmaceutical Treatment: A Double-Blind, Randomized, Placebo-Controlled Study. Am J Gastroenterol. 2010 Oct；105(10)：2218-2227.
7) Miele E, et al. Effect of a Probiotic Preparation (VSL#3) on Induction and Maintenance of Remission in Children With Ulcerative Colitis. Am J Gastroenterol. 2009 Feb；104(2)：437-443.
8) Matsuoka K, et al. Efficacy of Bifidobacterium breve Fermented Milk in Maintaining Remission of Ulcerative Colitis. Dig Dis Sci. 2018 Jul；63(7)：1910-1919.
9) Yoshimatsu Y, et al. Effectiveness of probiotic therapy for the prevention of relapse in patients with inactive ulcerative colitis. World J Gastroenterol. 2015 May 21；21(19)：5985-5994.
10) Kruis W, et al. Maintaining remission of ulcerative colitis with the probiotic Escherichia coli Nissle 1917 is as effective as with standard mesalazine. Gut. 2004 Nov；53(11)：1617-1623.
11) Wildt S, et al. A randomised double-blind placebo-controlled trial with Lactobacillus acidophilus La-5 and Bifidobacterium animalis subsp. lactis BB-12 for maintenance of remission in ulcerative colitis. J Crohns Colitis. 2011 Apr；5(2)：115-121.
12) Schultz M, et al. Lactobacillus GG in inducing and maintaining remission of Crohn's disease. BMC Gastroenterol. 2004 Mar 15；4：5.
13) Steed H, et al. Clinical trial- the microbiological and immunological effects of synbiotic consumption – a randomized double-blind placebo-controlled study in active Crohn's disease. Aliment Pharmacol Ther. 2010 Oct；32(7)：872-883.
14) Bousvaros A, et al. A Randomized, Double-blind Trial of Lactobacillus GG Versus Placebo in Addition to Standard Maintenance Therapy for Children with Crohn's Disease. Inflamm Bowel Dis. 2005 Sep；11(9)：833-839.
15) Prantera C, et al. Ineffectiveness of probiotics in preventing recurrence after curative resection for Crohn's disease: a randomised controlled trial with Lactobacillus GG. Gut. 2002 Sep；51(3)：405-409.
16) Kaur L, et al. Probiotics for induction of remission in ulcerative colitis. Cochrane Database Syst Rev. 2020 Mar 4；3：CD005573.
17) Forbes A, et al. ESPEN guideline: Clinical nutrition in inflammatory bowel disease. Clin Nutr. 2017 Apr；36(2)：321-347.
18) Iheozor-Ejiofor Z, et al. Probiotics for maintenance of remission in ulcerative colitis. Cochrane Database Syst Rev. 2020 Mar 4；3：CD007443.
19) Butterworth AD, et al. Probiotics for induction of remission in Crohn's disease. Cochrane Database Syst Rev. 2008 Jul 16；(3)：CD006634.
20) Rolfe VE, et al. Probiotics for maintenance of remission in Crohn's disease. Cochrane Database Syst Rev. 2006 Oct 18；(4)：CD004826.
21) Su GL, et al. AGA Clinical Practice Guidelines on the Role of Probiotics in the Management of Gastrointestinal Disorders. Gastroenterology. 2020 Aug；159(2)：697-705.
22) Furrie E, et al. Synbiotic therapy (Bifidobacterium longum/Synergy 1) initiates resolution of inflammation in patients with active ulcerative colitis: a randomised controlled pilot trial. Gut. 2005 Feb；54(2)：242-249.

第 5 章

IBDにおける食事療法

5.1 IBDにおける栄養必要量

1 食事療法の概要

　これまでの疫学研究，臨床研究および動物研究によって，さまざまな栄養素あるいは食品が炎症性腸疾患（IBD）の病態に関与することが明らかにされている。そのため，静脈栄養や経腸栄養といった栄養療法に加え，普段の食事管理がIBDの病状を安定させるために重要であると考えられる。

　IBDの病態や治療法など，さまざまな要因が食事の摂取量，消化吸収能力，栄養代謝に影響を及ぼすことから，個々の患者の状況に合わせた適切な食事管理が大切である。その個々の状態に合わせた食事管理を行うためにも，IBDにおける食事は特に以下の3点に注意すべきである。

❶ 病期・病状

　IBDは症状が悪化している活動期と症状が安定している寛解期をくり返すため，その病期に適した食事管理が必要である。消化管に炎症がみられる活動期では，消化管の動きを抑制するために消化管の負担の少ない食事にする必要がある。また，活動期では栄養素の消化吸収や腸管からの栄養素の漏出も増えるため，それらの栄養素を補う必要がある。

　一方，病状が安定している寛解期では，健常者に近い食生活が可能であるが，再燃を予防するためにIBDの病態の悪化につながる可能性のある食品の摂取は控えめにし，バランスのよい健康的な食事が望ましいと考えられる。

❷ 栄養状態

　IBDでは，消化管の炎症による消化吸収不良や代謝の変化，食事制限，ステロイドの使用などの要因によって低栄養に陥るリスクが高いことが知られている。IBDで特にみられやすい低栄養としては，BMI低下，筋肉量減少（サルコペニア），鉄欠乏性貧血，骨粗鬆症などが挙げられる。

　また，欧米では肥満のIBD患者が増加していることも報告されており，生活習慣病の合併も懸念されている。生活の質（QOL）を向上させるために，定期的な食事摂取状況および栄養状態を評価，それに合わせた食事管理が必要である。

❸ 消化器症状

消化器症状は，QOL にかかわる重要な因子のひとつであり，日常生活や仕事にも支障をきたす場合がある。IBD では，特定の食品が腹痛や下痢などの消化器症状を引き起こす場合があり，患者自身が経験的にそのような食品を制限していることが多い。詳しい機序は不明だが，このような特定の食品を食べた後に消化器症状が起こることを**食物不耐性**（Food intolerance）と呼ぶ。食物不耐性は個人差が大きいため，**個々に適した食事管理**（Personalized nutriton）を行うべきである。また，消化器症状と食事のかかわりは最近注目を集めている研究分野であり，食事療法により消化器症状を軽減できることが明らかにされている。

2　IBD における活動期および寛解期の栄養必要量

❶ IBD における栄養必要量の概要

個人差の大きい IBD 患者に対して適切な治療を行うためには，個々の病状に合わせた食事管理が必要である。これまでの科学的根拠をふまえて考案された，IBD における活動期および寛解期の栄養必要量を表5.1 に示す。従来の栄養指導では，潰瘍性大腸炎患者に対しては特に制限はなく，クローン病患者に対しては低脂質・低残渣食が推奨されていた。しかし，最近の研究では厳しい食事制限は QOL の低下や低栄養のリスクが上がるため，寛解期であれば潰瘍性大腸炎患者と同様にクローン病患者でも厳しい制限は必要ないと考えられている。

表5.1　IBD における栄養必要量

	活動期	寛解期
エネルギー	健常者と同程度 30〜35 kcal/kg体重/日	健常者と同程度 30〜35 kcal/kg体重/日
たんぱく質	高たんぱく質食 1.0〜1.5 g/kg体重/日	健常者と同程度 0.8〜1.0 g/kg体重/日
脂質	低脂質食 30〜40 g/日未満	やや少なめ〜健常者と同程度 エネルギー比：20〜25％
糖質	健常者と同程度 エネルギー比：50〜65％	健常者と同程度 エネルギー比：50〜65％
食物繊維	低食物繊維食/低残渣食 10 g/日未満	健常人と同程度 男性：21 g/日以上，女性：19 g/日以上
微量栄養素	日本人の食事摂取基準に準じる	
塩分	日本人の食事摂取基準に準じる （男性：7.5 g/日未満，女性：6.5 g/日未満）	
水分	1,500〜2,000 ml/日	

※個人の状況に応じて調整

(1) エネルギー必要量

活動期 寛解期

　IBD 活動期にはエネルギー消費量が増加するため，昔は高エネルギー食が推奨されていた。しかし，活動期では，身体活動量が低下する場合が多いことから，活動期・寛解期ともに健常者と同程度のエネルギー摂取量（30 ～ 35 kcal/kg 体重 / 日）で十分であると考えられる[1]。また，IBD では病状が日々変化することから，エネルギー充足率を評価するために体重変動が重要な指標になる。体重変動は IBD の疾患活動性を示す重要な指標でもあるため，食事摂取量や体重を定期的にモニタリングしながら，個々の患者に応じたエネルギー必要量を算出する。

(2) たんぱく質

活動期

　活動期では，消化管の炎症によって消化吸収能力が低下するのに加え，腸管からのたんぱく漏出やアミノ酸の代謝が亢進するため，ESPEN や ASPEN のガイドラインでは高たんぱく質食（1.0 ～ 1.5 g/kg 体重 / 日）を推奨している[1, 2]。たんぱく質の必要量は，患者の体重や除脂肪体重，疾患の重症度などを考慮して決定する。食欲が低下して食事からの摂取が難しい場合は，経腸栄養剤（半消化態栄養剤・成分栄養剤）を検討する。

寛解期

　IBD の寛解期におけるたんぱく質必要量に関する科学的根拠はほとんどない。寛解期では炎症が落ち着いているため，健常者と同程度のたんぱく質摂取量（0.8 ～ 1.0 g/kg 体重 / 日）で十分であると考えられる。

(3) 脂質

活動期

　2002 年に Bamba らは，活動期のクローン病患者に対し，成分栄養剤を用いた経腸栄養療法に脂肪負荷（3.06 g/ 日，16.56 g/ 日，30.06 g/ 日）を行った結果，脂肪負荷量が高いほど 4 週間後の寛解導入率が有意に低下することが示されている[3]。また，脂質は糖質やたんぱく質に比べて消化管の動きを活発にするため，腸管の安静を図る活動期や絶食から食事を再開する場合は，潰瘍性大腸炎およびクローン病ともに低脂質食が望ましいと考えられる。しかし，低脂質食の脂質量についての明確な科学的根拠はない。病院食では，一般的に 20 ～ 30 g/ 日の低脂質食が提供されているため，1 日に 30 g 未満になるようにするのが適切と考えられる（表 5.2，図 5.1）。外来診療で経過観察の場合は，1 日に 40 g 未満の脂質量にするなど，患者の病状に合わせて脂質の量を調整する。

寛解期

　活動期と同様に，寛解期の適切な脂質摂取量についての科学的根拠は少ない。平成 10 年（1998 年）の厚生省の研究班の報告書では，成分栄養剤に加えて食事指導により脂質摂取量を調整し，再燃に及ぼす脂質の影響を検証している。この報告では，1 年後の再燃

表5.2　脂質量20〜30g/日に抑えた低脂質食献立のポイント

	主食	主菜 （卵，魚，肉，豆腐）	副菜・副多菜 （消化管に負担の少ない野菜，いも）
朝食	ごはん〜全粥 症状に合わせて硬さと量を調整 調子がよければ，うどんやそうめんにしてもよい	油を使用しない卵料理【卵豆腐，茶わん蒸し，ポーチドエッグ，半熟卵など】卵は1個	味噌汁 小鉢（お浸し，和え物） デザート：ヨーグルトまたはももゼリー
昼食		魚か肉（鶏ささみ，むね肉のみ），豆腐を利用した油を使用しない料理【煮魚，すき煮，琥珀蒸し，ホイル焼き，あんかけ料理など】	すまし汁 小鉢（煮物，和え物） デザート：バナナ
夕食			スープ 小鉢（お浸し，煮物） デザート：りんごコンポート

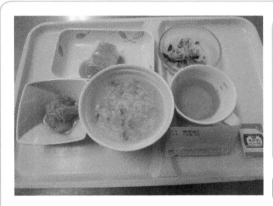

◆◆◆ メニュー ◆◆◆
・雑炊
全粥（90g），おもゆ（210g），鶏もも（10.8g），にんじん（7.2g），だいこん（7.2g），青ねぎ（3.6g），薄口しょうゆ（1.4g），かつおだし汁（0.2g）
・豆腐あんかけ
木綿豆腐（66g），だしつゆ（5g），水（40g），片栗粉（0.5g）
・蒸しなす
焼きなす（50g），まぐろふし（0.1g），しょうゆ（3g）
・きゅうりのサラダ
春雨（5g），きゅうり（30g），すりごま（3g），ノンオイルドレッシング減塩ごま（8g）
・りんご果汁
りんご果汁（100g）

◆◆◆ 栄養素 ◆◆◆
・エネルギー：283 kcal　・たんぱく質：8.4 g
・脂質：5.4 g　　・食物繊維：2.2 g　・食塩相当量：2.0g

図5.1　病院での低脂質食の例〔四日市羽津医療センター石崎克彦料理長，日本ゼネラルフード株式会社杉本彩氏より提供〕

率は脂質20g群：10％（3/30），脂質30g群：57％（17/30），脂質40g群：63％（19/30）であり，脂質摂取量20gで再燃率が低いことが示されている[4]。

　この研究により，従来の栄養指導では，クローン病患者の脂質摂取量を30g/日未満に制限するよう指導することが多かった。しかし，この報告以外に脂質摂取量がIBDの再燃に影響を及ぼすことを検証した研究はない。脂質の過剰な制限は，食事の選択肢の幅を狭めてしまい，栄養状態やQOL低下のリスクが上昇する。脂質摂取量が病気の再燃に関与するという科学的根拠は乏しく，脂質摂取量はクローン病および潰瘍性大腸炎ともに健常者に比べやや少なめ〜同程度（脂質エネルギー比：20〜25％）で十分であると考えられる。

　海外では，脂質の総量よりも脂肪酸バランスが注目されている。これまでの臨床研究や基礎研究から，飽和脂肪酸やn-6系脂肪酸は炎症を悪化させ，n-3系脂肪酸やn-9系脂肪酸は炎症を抑制することが報告されている[5]。脂肪酸バランスのよい食事にするためにも，表5.3に示すような飽和脂肪酸やn-6系脂肪酸を多く含む肉類や加工食品，油脂類な

表5.3　脂肪酸の種類と含まれる食品

	種類	主な脂肪酸	主な食品	日本人の食事摂取基準*
IBDでは摂取を控える脂肪酸	飽和脂肪酸	パルミチン酸（16：0）ステアリン酸（18：0）	● 肉類 ● 乳製品 ● バター ● ココナッツ油 ● パーム油，ヤシ油	18歳以上：総摂取エネルギーの7%以下
	n-6系多価不飽和脂肪酸（n-6系脂肪酸）	リノール酸（18：2）アラキドン酸（20：4）	● 紅花油　（サンフラワー油） ● コーン油，大豆油 ● ひまわり油 ● マーガリン ● 肉類 ● 加工食品	男性　18〜29歳：11 g/日未満 　　　30〜64歳：10 g/日未満 女性　18〜64歳：　8 g/日未満
	トランス脂肪酸		● マーガリン ● ショートニング	総摂取エネルギーの1%未満**
IBDでも安心して摂取できる脂肪酸	n-9系多価不飽和脂肪酸（n-9系脂肪酸）	オレイン酸（18：1）	● オリーブ油 ● なたね油　（キャノーラ油） ● アボカド	規準なし
	n-3系多価不飽和脂肪酸（n-3系脂肪酸）	α-リノレン酸（18：3）DHA（22：6）EPA（20：5）	● エゴマ油 ● アマニ油 ● 魚介類	男性18〜49歳：2.0 g/日未満 　　50〜64歳：2.2 g/日未満 女性18〜49歳：1.6 g/日未満 　　50〜64歳：1.9 g/日未満

＊日本人の食事摂取基準2020，　＊＊WHOを参考

どは控えめにするのがよいと考えらえる。また，IBDに対するn-3系不飽和脂肪酸のサプリメントの効果については否定的な研究結果が多く[6]，ガイドラインでもn-3系脂肪酸のサプリメントは推奨されていないため[1]，魚を中心とした食事からn-3系脂肪酸を摂取すべきであると考えられる。

（4）糖質

活動期　寛解期

　IBDにおける糖質の必要量についての科学的根拠はないため，健常者と同程度（糖質エネルギー比：50〜65%）で十分と考えられる。

（5）食物繊維

活動期

　1985年に報告されたイタリアの前向き臨床研究では，活動期クローン病患者を対象に低残渣食と通常食の効果を比較したが，再燃率や臨床症状，入院率といったアウトカムに有意差はなかったことが示されている[7]。科学的根拠に乏しいが，食物繊維の多い食品の摂取後に腹痛などの消化器症状が現れる患者は多く，食物繊維は消化管の負担も大きいた

表5.4 活動期に注意する残渣の多い食品

	主な食品
食物繊維が多く含まれる食品	●穀類：全粒穀物（玄米，オートミール），とうもろこしなど ●野菜：ごぼう，れんこん，にら，ブロッコリーなど ●果物：ラズベリー，柿，ブルーベリーなど ●その他：きのこ類，海藻類，種実類，おからなど
皮がついたまま食べる食品	●野菜：トマト，かぼちゃ，なす，きゅうりなど ●果物：みかん，ぶどう，ブルーベリー，さくらんぼ ●豆類：小豆，大豆など
種が多く含まれる食品	●野菜：オクラ，トマト ●果物：いちご，キウイフルーツ，いちじくなど
筋繊維が多い食品	●魚介類：たこ，いか，貝類など

め，活動期では潰瘍性大腸炎およびクローン病ともに低食物繊維食・低残渣食が推奨されている。

　"残渣"の定義は曖昧な部分が多いが，一般的に腸管で消化吸収されない食品成分や消化管分泌物などの糞便として排出されるものをいう。低残渣食では，食物繊維の制限に加え，表5.4に示すような食品を制限することが推奨されている[8]。低残渣食や低食物繊維食における具体的な摂取量の目安は定められていないが，過去の臨床研究では10 g/日未満の食物繊維量を基準としている[9]。そのため，潰瘍性大腸炎およびクローン病の活動期では，食物繊維が10 g/日未満になるように食物繊維を制限するのに加え，残渣の多い食品を避ける，あるいは皮や種などをとり除いて調理するほうがよいと考えられる。

【寛解期】

　従来の栄養指導では，潰瘍性大腸炎患者に対しては特に制限がなく，クローン病患者に対しては寛解期も低残渣食が推奨されていた。しかし，最近の臨床研究では，食物繊維の摂取量とクローン病の再燃率に関連がみられることが報告されており[10]，クローン病患者でも健常者と同程度の食物繊維を摂取すべきであると考えられる。特に水溶性食物繊維は，消化管内の水分を吸着して下痢の症状を軽減するだけではなく，腸内細菌による代謝産物が腸管免疫に重要であることが明らかにされている[11]。そのため寛解期は水溶性食物繊維の割合の多い野菜や果物を摂取するのがよいと考えられる。また，クローン病患者では腸管の狭窄を合併する頻度が高く，狭窄がある場合は，低食物繊維食・低残渣食が推奨されているため注意する[1]。

　これまでに多数の臨床研究でサプリメントとしての食物繊維の効果が検証されている（表5.5）。寛解期の潰瘍性大腸炎患者を対象とした一部の臨床研究では，食物繊維の投与により再燃率や消化器症状が抑制されたことが報告されているが，食物繊維の効果について否定的な結果を示す研究も多く，ガイドラインではサプリメントとしての食物繊維の投与は推奨していない[1]。野菜や果物には食物繊維以外にもさまざまな微量栄養素やフィトケミカルが含まれるため，食物繊維は通常の食事から摂取するのが好ましいと考えられる。

表5.5 IBDに対する食物繊維サプリメントの効果

試験デザイン	対象	食物繊維/コントロール	投与量	投与期間	主な結果	参考文献
二重盲検ランダム化比較試験	活動期CD患者：103名	フルクトオリゴ糖（FOS）vs. プラセボ	15 g/日	4週間	● 臨床的寛解率はFOS群とプラセボ群で有意差なし	12
オープンラベルランダム化比較試験	寛解期UC患者：105名	オオバコ vs. 5-ASA製剤	10 g/日	12か月	● 寛解維持率はオオバコ群と5-ASA製剤群で有意差なし ● オオバコ投与により便中酪酸濃度が有意に増加	13
二重盲検クロスオーバー試験	UC患者：29名	オオバコ vs. プラセボ	3.52 g/日	4か月	● プラセボ群に比べオオバコ群は消化器症状が軽減	14
非ランダム化比較試験	寛解期UC患者：59名	発芽大麦（GBF）＋従来の治療 vs.従来の治療のみ	20 g/日	12か月	● コントロール群に比べGBF群で臨床スコアが有意に低値 ● コントロール群に比べGBF群で再燃率が有意に抑制	15

UC：潰瘍性大腸炎，CD：クローン病

（6）微量栄養素

活動期 寛解期

　IBDでは，炎症により微量栄養素の吸収の阻害や食事摂取量の低下などにより，ビタミンやミネラルが不足する患者が多いことが明らかにされている[1]。IBD患者で欠乏しやすい微量栄養素として，鉄，ビタミンB_{12}，葉酸，ビタミンA・C・D・E，カリウム，カルシウム，マグネシウム，リン，亜鉛が挙げられ，これらの微量栄養素が不足していないか定期的にモニタリングすべきである[1]。また，ステロイド服用中の患者は，骨粗鬆症を防ぐために，ビタミンDおよびカルシウム濃度のモニタリングを強化する必要がある。食事摂取量が低下し，食事からの微量栄養素の摂取が難しい場合は，サプリメントの使用も検討する。

（7）塩分

活動期 寛解期

　疫学研究では，IBD発症と塩分摂取量の関係は認められていないが，最近の基礎研究では塩分の高い食事が腸炎モデル動物の炎症を悪化させることが報告されている。しかし，ヒトにおける塩分摂取量とIBDの関連は認められていないため，日本人の食事摂取基準の目標量に準じた摂取量（男性：7.5 g/日未満，女性：6.5 g/日未満）で問題ないと考えられる。

（8）水分

活動期 寛解期

　IBD では，頻回の下痢によって水分や電解質が排泄されてしまうため，それを補うために水分補給が必要である。また，下痢の悪化を恐れて水分の摂取を制限してしまい，脱水の危険性が高まることも多くある。IBD でみられる下痢は，主に腸管の炎症により引き起こされているため，水分摂取が下痢を悪化させることは少ないと考えられる。脱水を防ぐためにも，1 日に 1,500 〜 2,000 mL 程度の積極的な水分補給が望ましいと考えられる。

3　おわりに

　IBD に対する食事療法は，患者の病状や栄養状態，消化器症状の有無などにより，個々の状況に応じた食事を考える必要がある。そのため，主治医と密にコミュニケーションをとりながら，栄養アセスメントで患者の現状を客観的に把握することが極めて大切である。患者自身も食事を過度に気にする人やまったく気にしない人など，さまざまな人がいるため，その人に合った指導方法で接するようにすべきであると考えられる。

 押さえておきたいポイント

- IBD に対する食事療法は，病期・病状，栄養状態，消化器症状などにより栄養必要量が異なる。
- 活動期は，高たんぱく質・低脂質・低残渣（低食物繊維）食が基本であり，患者の体重変化を指標にしてエネルギー必要量を調整する。
- 寛解期は，健常者に近い食事が摂取可能だが，バランスのよい食事にする。
- 消化管の炎症や食事制限により微量栄養素が不足しやすいため，定期的にモニタリングを実施する。
- 脱水予防のために，十分な水分を摂取する。
- 食事摂取量が必要量を満たせない場合は，経腸栄養剤の使用などを考慮する。

［参考文献］

1) Forbes A, et al. ESPEN guideline : Clinical nutrition in inflammatory bowel disease. Clin Nutr. 2017 Apr ; 36(2) : 321-347.

2) Frantz D, et al. Gastrointestinal disease. In : The ASPEN Adult Nutrition Support Curriculum. Silver Spring, MD: ASPEN ; 2013 : 426–453.

3) Bamba T, et al. Dietary fat attenuates the benefits of an elemental diet in active Crohn's disease: a randomized, controlled trial. Eur J Gastroenterol Hepatol. 2003 Feb ; 15(2) : 151-157.

4) 福田能啓ほか. クローン病の維持療法時の脂肪摂取と累積再燃率. 厚生省特定疾患難治性炎症性腸管障害調査研究班平成10年度研究報告書. 1999；pp.69-70.

5) Lee D, et al. Diet in the pathogenesis and treatment of inflammatory bowel diseases. Gastroenterology. 2015 May；148(6)：1087-1106.

6) Turner D, et al. Maintenance of remission in inflammatory bowel disease using omega-3 fatty acids (fish oil): a systematic review and meta-analyses. Inflamm Bowel Dis. 2011 Jan；17(1)：336-345.

7) Levenstein S, et al. Low residue or normal diet in Crohn's disease : a prospective controlled study in Italian patients. Gut. 1985 Oct；26(10)：989-993.

8) Pituch-Zdanowska A, et al, The role of dietary fibre in inflammatory bowel disease. Prz Gastroenterol. 2015；10(3)：135-141.

9) Vanhauwaert E, et al. Low-residue and low-fiber diets in gastrointestinal disease management. Adv Nutr. 2015 Nov 13；6(6)：820-827.

10) Brotherton CS, et al. Avoidance of Fiber Is Associated With Greater Risk of Crohn's Disease Flare in a 6-Month Period. Clin Gastroenterol Hepatol. 2016 Aug；14(8)：1130-1136.

11) Makki K, et al. The Impact of Dietary Fiber on Gut Microbiota in Host Health and Disease. Cell Host Microbe. 2018 Jun 13；23(6)：705-715.

12) Benjamin JL, et al. Randomised, double-blind, placebo-controlled trial of fructo-oligosaccharides in active Crohn's disease. Gut. 2011 Jul；60(7)：923-929.

13) Fernández-Bañares F, et al. Randomized clinical trial of Plantago ovata seeds (dietary fiber) as compared with mesalamine in maintaining remission in ulcerative colitis. Spanish Group for the Study of Crohn's Disease and Ulcerative Colitis (GETECCU). Am J Gastroenterol. 1999 Feb；94(2)：427-433.

14) Hallert C, et al. Ispaghula husk may relieve gastrointestinal symptoms in ulcerative colitis in remission. Scand J Gastroenterol. 1991 Jul；26(7)：747-750.

15) Hanai H, et al. Germinated barley foodstuff prolongs remission in patients with ulcerative colitis. Int J Mol Med. 2004 May；13(5)：643-647.

5.2　IBDにおける食品および調理方法の選択

1　IBDにおける各食品の科学的根拠と注意すべきポイント

❶ 穀類

　穀物は炭水化物の主な供給源であり，主食となるものが多い。また，精製度によって微量栄養素や食物繊維の含量が違い，身体や腸内細菌叢に与える影響も異なることが考えられる。穀物のなかでも小麦製品にはグルテンが含まれており，腹痛や下痢，腹部膨満感などの消化器症状の原因となることが知られている（グルテン不耐症）。

● IBDにおける科学的根拠

　これまでの疫学研究では，炭水化物や穀物の摂取がIBD発症リスクにかかわるという報告があるが，一貫性のある結果が得られておらず，穀物がIBD発症にかかわるという明確な科学的根拠はない[1]。1987年に報告された大規模のランダム化比較試験では，精製度の異なる穀物や砂糖の摂取は，クローン病の疾患活動性に影響しないことが示されている[2]。また，IBDに対する有用性が報告されているPlant-Based Diet（127ページ参照）は玄米を主食としており，狭窄がなければ精製度の低い穀物でも摂取して問題ないと考えられる[3]。海外の研究ではあるが，グルテンに対して感受性を示すIBD患者が5～28％いることが報告されており，特に活動期に症状が出やすいことが示されている[4]。

●活動期および寛解期ともに，**穀物を主食とした食事**にする。

●寛解期で狭窄がない場合は，玄米など精製度の低い穀物を摂取してもよい。

●グルテン不耐症がなければ，小麦製品は摂取しても問題ない。

●グルテン不耐症の場合は，グルテンフリー食を試してみて消化器症状を観察する。

❷ 野菜・果物・きのこ・海藻類

　野菜・果物・きのこ・海藻類は，食物繊維に加え，微量栄養素やポリフェノールなどのフィトケミカルの主な供給源である。食物繊維は腸内細菌によって発酵され，代謝産物である短鎖脂肪酸が産生される。短鎖脂肪酸やフィトケミカルは，腸管免疫や腸管バリア機能を制御するうえで重要な役割を担っており，腸内環境を整えるために大切である[5]。

●IBD における科学的根拠

　2011 年に発表されたシステマティックレビューでは，果物の摂取がクローン病発症リスクを低下させ，野菜の摂取が潰瘍性大腸炎発症リスクを低下させることが報告されている[1]。また，2016 年に発表された研究では，食物繊維摂取量の低いクローン病患者（中央値：10.4 g/ 日）は，食物繊維摂取量が多い患者（中央値：23.7 g/ 日）に比べ再燃率が高いことが報告されている[6]。一方，潰瘍性大腸炎では食物繊維の摂取量と再燃率に有意な関係は認められていない[6]。

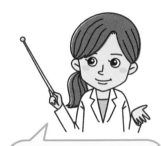

21 世紀に入り，IBD の食事療法が大きく変化しました。野菜や果物の摂取は腸内環境を整えるためにとても大切です。

　また，動物性食品を制限する Plant-Based Diet の介入試験では，Plant-Based Diet がクローン病や潰瘍性大腸炎の寛解導入に有用であったことが報告されており[7]，野菜や果物の摂取が重要であることが示唆されている。一方，これまでの疫学研究や臨床研究では，きのこや海藻類の摂取による IBD への影響は報告されていない。

●寛解期で狭窄がない場合は，**積極的に野菜や果物を摂取すべき**である。

●不溶性食物繊維より，**水溶性食物繊維の多い食品**を積極的に摂取する。

●活動期や狭窄がある場合は，食物繊維や残渣の多い野菜や果物，きのこ，海藻類は控えめにするか，可能な限り皮や種子をとり除く。

●活動期や狭窄がある場合は，生野菜を食べるのは避け，加熱して消化吸収されやすい状態で摂取する。

●不溶性食物繊維の多い野菜は，繊維を断つように細かく切るよう調理して消化されやすいようにする。

❸ 肉類・卵

　肉類と卵は，アミノ酸バランスの優れたたんぱく質供給源であるが，肉の種類によって
は飽和脂肪酸などの脂質を多く含むため注意が必要である。国民健康・栄養調査による
と，肉類の平均摂取量は徐々に増加傾向にあり，魚介類よりも摂取量が多いことが示され
ている（図5.2）[8]。

　最近の研究では，肉類のなかでも赤身肉および加工肉による疾患への影響が懸念されて
いる。牛肉や豚肉，羊肉，鹿肉などの赤身肉は，鶏肉と比べてパルミチン酸やステアリン
酸といった飽和脂肪酸が多いのに加えて，ヘム鉄を多く含むのが特徴である（表5.6）。ま
た，加工肉はハム，ソーセージ，ベーコンなどをさし，亜硝酸塩などの食品添加物や加工
処理によって生じるニトロソアミンといった物質が含まれている。これらの特徴的な食品
成分が，IBDの病態や腸内細菌叢バランスを悪化させる可能性が示唆されているが，詳し
い機序はわかっていない。

● IBDにおける科学的根拠

　2011年に発表されたシステマティックレビューでは，肉類や飽和脂肪酸，動物性たんぱ
く質の摂取が潰瘍性大腸炎およびクローン病発症リスクを増加させることが報告されてい
る[1]。また2004年に報告された前向きのコホート研究では，肉類のなかでも特に赤身肉お
よび加工肉の摂取が潰瘍性大腸炎の再燃リスク上昇に関与することが示されている[9]。

　一方，2019年に報告されたランダム化比較試験では，寛解期クローン病患者を対象に
赤身肉および加工肉の摂取制限の効果を検証したが，赤身肉および加工肉の摂取量は再燃
率に影響しなかったことが報告されている[10]。これまでの研究での科学的根拠は少ない
が，潰瘍性大腸炎およびクローン病では肉類のなかでも特に赤身肉と加工肉の摂取に注意
すべきであると考えられる。

食材選びと調理のポイント
- 活動期では，脂質摂取量を抑えるために，脂質量の少ない部位の鶏肉（ささみ，む
  ね肉，皮なしもも肉）を中心にした食事にする。
- 寛解期では，赤身肉や加工肉を摂取しても大丈夫だが，摂取量と頻度に注意する。

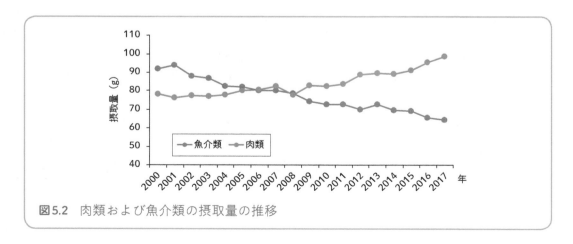

図5.2　肉類および魚介類の摂取量の推移

表5.6　肉類に含まれる脂質量と脂肪酸量（可食部100gあたり）

食品名	脂質 (g)	飽和脂肪酸 (g)	一価不飽和脂肪酸 (g)	n-3系多価不飽和脂肪酸 (g)	n-6系多価不飽和脂肪酸 (g)
牛肉/かたロース/脂身つき	26.4	10.28	12.31	0.08	0.93
牛肉/かたロース/赤肉	13.9	5.10	6.42	0.06	0.53
牛肉/サーロイン/脂身つき	27.9	11.36	13.10	0.05	0.97
牛肉/サーロイン/赤肉	9.1	3.73	4.27	0.01	0.37
牛肉/もも/脂身つき	13.3	5.11	6.39	0.02	0.54
牛肉/もも/皮下脂肪なし	9.9	3.68	4.67	0.02	0.43
牛肉/ヒレ/赤肉	11.2	4.35	4.80	0.02	0.48
豚肉/ロース/脂身つき	19.2	7.84	7.68	0.11	2.10
豚肉/ロース/皮下脂肪なし	11.9	4.74	4.82	0.06	1.22
豚肉/もも/脂身つき	10.2	3.59	4.24	0.06	1.18
豚肉/もも/赤肉	3.6	1.12	1.48	0.02	0.35
豚肉/ヒレ/赤肉	3.7	1.29	1.38	0.03	0.43
鶏肉/ささみ	0.8	0.17	0.22	0.02	0.11
鶏肉/むね/皮つき	5.9	1.53	2.67	0.11	0.92
鶏肉/むね/皮なし	1.9	0.45	0.74	0.05	0.32
鶏肉/もも/皮つき	14.2	4.37	6.71	0.09	1.76
鶏肉/もも/皮なし	5	1.38	2.06	0.04	0.67
ロースハム	14.5	5.35	5.94	0.10	1.50
ベーコン	39.1	14.81	18.00	0.29	3.29
ウインナーソーセージ	30.6	10.98	13.42	0.24	3.35

〔日本食品標準成分表2020年版（八訂）〕

- 牛肉や豚肉を食べる場合は，脂身の多いバラ肉やロース肉ではなく，もも肉やヒレ肉を選ぶようにして，油を多く使用する調理方法は避けるようにする。
- 卵は，栄養バランスに優れている食材であるが，脂質も多く含まれているため，1日に1～2個以内の摂取にすべきである。

❹ 魚介類

　魚介類のなかでも魚は，n-3系脂肪酸であるドコサヘキサエン酸（DHA）やエイコサペンタエン酸（EPA）の重要な供給源である（表5.7）。DHAやEPAは，アラキドン酸の代謝に拮抗し，プロスタグランジンやロイコトリエンなどの脂質メディエーター産生を抑え，炎症反応に対して抑制的に働く。さらに，n-3系脂肪酸の代謝産物であるレゾルビンE1やプロテクチンD1に抗炎症作用があることが明らかにされている[11]。

表5.7 魚に含まれる脂質量と脂肪酸量（可食部100gあたり）

分類	食品名	脂質 (g)	飽和 脂肪酸 (g)	一価不飽 和脂肪酸 (g)	n-3系多価 不飽和脂肪酸 (g)	n-6系多価 不飽和脂肪酸 (g)
赤身魚	まあじ	4.5	1.10	1.05	1.05	0.13
	かつお/春獲り	0.5	0.12	0.06	0.17	0.02
	かつお/秋獲り	6.2	1.50	1.33	1.57	0.24
	まさば	16.8	4.57	5.03	2.12	0.43
	さんま	25.6	4.84	10.58	5.59	0.55
	まいわし	9.2	2.55	1.86	2.10	0.28
	さわら	9.7	2.51	3.45	1.70	0.31
	ぶり	17.6	4.42	4.35	3.35	0.37
	はまち	17.2	3.96	5.83	1.88	1.08
	きはだまぐろ	1.0	0.21	0.12	0.21	0.04
	くろまぐろ	1.4	0.25	0.29	0.17	0.03
白身魚	あなご	9.3	2.26	3.70	1.42	0.21
	うなぎ	19.3	4.12	8.44	2.42	0.39
	あゆ	2.4	0.65	0.61	0.46	0.08
	まがれい	1.3	0.23	0.29	0.35	0.06
	子持ちがれい	6.2	1.13	1.72	1.51	0.13
	ぎんだら	18.6	4.50	9.87	1.13	0.29
	まだら	0.2	0.03	0.03	0.07	0.01
	きんめだい	9.0	2.15	3.80	1.37	0.22
	まだい	5.8	1.47	1.59	1.16	0.17
	べにざけ	4.5	0.81	1.75	0.92	0.11
	ししゃも	8.1	1.62	3.40	1.47	0.15
	ひらめ	2.0	0.43	0.48	0.51	0.08
加工品	ツナ缶/水煮/ライト	0.7	0.18	0.11	0.15	0.03
	ツナ缶/水煮/ホワイト	2.5	0.64	0.71	0.62	0.11
	ツナ缶/味つけ/フレーク	2.3	0.58	0.49	0.57	0.11
	ツナ缶/油漬/ライト	21.7	3.37	4.86	1.40	10.76
	ツナ缶/油漬/ホワイト	23.6	4.85	4.24	0.55	11.18

〔日本食品標準成分表2020年版（八訂）〕

● IBD における科学的根拠

疫学研究では，n-3 系脂肪酸が IBD 発症リスクを増加させる，または低下させるといった報告があり，一貫した研究結果が得られていない [1]。また，基礎研究において n-3 系脂肪酸は抗炎症作用を示すものの，IBD 患者に対する n-3 系脂肪酸のサプリメントの効果は否定的な研究結果が多く [12]，ガイドラインでも n-3 系脂肪酸のサプリメントは推奨していない [13]。

一方，n-3 系 /n-6 系脂肪酸比を 1：1 にした脂肪酸調整食によって，赤血球膜の n-3 系 /n-6 系脂肪酸比が上昇したことや，再燃した患者に比べ，寛解を維持した患者では赤血球膜の n-3 系 /n-6 系脂肪酸比が高かったことが報告されている [14]。また，潰瘍性大腸炎患者を対象とした小規模な臨床研究では，1 日に 600 g のサーモンを摂取することにより，大腸生検検体の n-3 系 /n-6 系脂肪酸比および臨床スコアが有意に改善したことが報告されている [15]。これらの研究から，n-3 系脂肪酸はサプリメントではなく食事からの摂取が重要であると考えられる。

食材選びと調理のポイント
- 活動期で脂質の制限が必要な場合や体調が優れないときは，たらやひらめなどの低脂質の白身魚を選択する（表5.7）。
- 活動期や狭窄がある場合は，消化の悪い魚介類の摂取を控える。
- 寛解期は，どの魚を摂取しても問題ないが，油を多く使用する調理方法や脂質の多い魚の食べ過ぎに注意する。

---

❺ 乳製品

乳製品は，カルシウムをはじめとするミネラルおよびビタミンの重要な供給源のひとつであり，飽和脂肪酸などの脂質も多く含まれる。乳製品の糖質の主成分は乳糖であり，乳糖を消化吸収するためにはラクターゼが必要となる。小腸粘膜上皮の刷子縁に存在するラクターゼ活性が低下すると乳糖の消化吸収障害が起こり，下痢などの消化器症状の原因となる。

● IBD における科学的根拠

IBD ではラクターゼ欠乏症が健常者に比べ高頻度でみられることが知られており，2015 年のシステマティックレビューでは，特に小腸病変を有するクローン病患者で乳糖の吸収不良がみられることが報告されている [16]。実際に，下痢やその他の消化器症状を気にして乳製品を避ける患者が多いことが明らかにされており [17]，カルシウムの摂取不足による骨密度の低下が懸念されている。

前向きのコホート研究では，乳製品摂取と潰瘍性大腸炎およびクローン病発症リスクに有意な関連はみられず，乳製品は潰瘍性大腸炎の再燃にも影響しないことが報告され

今までは牛乳は禁食だったIBDですが，乳糖不耐症様の症状がなければ摂取しても大丈夫です。これでしっかりカルシウムがとれますね！

ている[18]。また，小児の潰瘍性大腸炎患者を対象とした小規模な臨床研究では，乳製品の制限は潰瘍性大腸炎の再燃率に影響しないことが示され[19]，乳製品の摂取自体はIBDの病態を悪化させないことが考えられる。一方，オーストラリアで実施されたクローン病患者を対象とした観察研究では，普通乳より低脂肪乳のほうが摂取後の消化器症状を訴える患者の割合が低いことが報告されている[20]。

食材選びと調理のポイント

- 乳糖不耐症様の症状がなければ，乳製品を摂取しても問題ない。
- 乳製品は飽和脂肪酸も多く含んでいるため，低脂肪乳や低脂肪ヨーグルトを選択し，バターや生クリームなど脂質の高い食品は控えめにするのがよい。
- チーズも種類によって飽和脂肪酸量が異なるため，脂質の低いカッテージチーズやリコッタチーズを選ぶようにする。
- アイスクリームは，氷菓，ラクトアイス，アイスミルク，アイスクリームの順に乳固形分が高くなるため，乳脂肪分の少ない氷菓あるいはラクトアイスを選ぶようにする。
- 乳糖不耐症様の症状がある場合，カルシウムが不足しないようラクトースフリー乳製品や他の食品からカルシウムを摂取する。

---

6 大豆製品

　大豆製品は，良質なたんぱく質が含まれているのに加え，ビタミンやミネラル，イソフラボンなどが豊富なのが特徴的である。また，納豆のような大豆発酵製品は，プロバイオティクスとして機能する可能性もあり，腸内細菌叢のバランスを整えるのにも有用であると考えられる。

● IBDにおける科学的根拠

　日本で実施された後ろ向きの症例対照研究では，豆腐およびイソフラボン摂取が潰瘍性大腸炎発症リスクの増加と関連することが報告されている[21]。しかし，日本や海外で行われた他の研究では，豆類（大豆製品含む）とIBD発症に有意な関係は認められていない[1,22]。また，小規模の観察研究ではイソフラボンの摂取は消化器症状を悪化させないことが示されている[23]。さらに，腸炎モデルマウスを用いた基礎研究では，動物大豆由来のたんぱく質は抗炎症作用があることが示されており[24]，IBDでは大豆製品を摂取しても問題ないと考えられる。

食材選びと調理のポイント

- 動物性たんぱく質に偏りすぎないよう，活動期および寛解期では大豆製品を積極的に摂取すべきである。
- 豆腐や豆乳などの大豆製品はカルシウムが豊富に含まれているため，乳製品を摂取できない場合のカルシウム供給源として有用である。

- 調製豆乳は，無調整豆乳よりも脂質が高く，乳化剤や糊料（カラギーナン）などの食品添加物が含まれているため注意する。

❼ 油脂類

料理に使用する植物油の主成分は不飽和脂肪酸であり，植物油の種類によって含有する不飽和脂肪酸のバランスが異なる。また，マーガリンやショートニングにはトランス脂肪酸が含まれており，健康への影響が懸念されている（表5-8）。

● IBD における科学的根拠

これまでの疫学研究では，一価不飽和脂肪酸や n-6 系脂肪酸，n-3 系脂肪酸と IBD 発症リスクの関係については一貫した結果が得られていない[1]。また，寛解期の潰瘍性大腸炎患者を対象とした観察研究では，パーム油やココナッツ油に多く含まれるミリスチン酸の摂取が潰瘍性大腸炎の再燃リスク上昇に関係することが報告されている[25]。さらに，2014 年に報告された症例対照研究では，トランス脂肪酸摂取と潰瘍性大腸炎発症に有意な正の相関がある傾向がみられたことが報告されている[26]。IBD に対する食事療法として注目されている CDED（Crohn's Disease Exclusion Diet）や地中海食[27]では，オリーブ油の使用は制限しておらず，オリーブ油は比較的安心して調理に使用できると思われる。

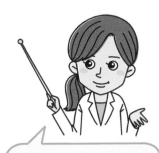

CDEDや地中海食はしっかり学習しておきましょう。121, 126ページで詳しく解説しています。

表5.8　植物油に含まれる脂肪酸の特徴

脂肪酸の特徴	植物油の種類・主な食品
一価不飽和脂肪酸が多い植物油	オリーブ油，キャノーラ油，ハイオレイック製品など
n-6系多価不飽和脂肪酸が多い植物油	ひまわり油，コーン油，大豆油など
n-3系多価不飽和脂肪酸が多い植物油	アマニ油，エゴマ油など
トランス脂肪酸を含む食品	マーガリン，ショートニングなど

食材選びと調理のポイント

- 植物油の使用は控えめにし，フッ素樹脂加工されたフライパンや鍋を使用する。
- n-3系脂肪酸を多く含むアマニ油やエゴマ油は，酸化されやすく加熱調理には向かないため，加熱調理にはオリーブ油を使用する。
- IBD に対するアマニ油やエゴマ油の有用性を示すデータはないが，n-6系脂肪酸の摂取を抑えるために，ドレッシングなどに用いるのは有用であると考えられる。

- 科学的根拠は少ないものの，トランス脂肪酸はIBDの病態を悪化させる可能性があるため，マーガリンやショートニング，これらを使用している洋菓子などは制限するのが望ましい。

⑧ 菓子類・嗜好飲料

　一般的に菓子類や嗜好飲料には，乳製品や油脂類，砂糖，食品添加物が使用されており，飽和脂肪酸，n-6系脂肪酸やトランス脂肪酸が含まれているため，過剰な摂取は控えるべきである。また，コーヒーや紅茶に含まれるカフェインやアルコールは，消化管を刺激することが知られているため，従来のIBD患者に対する栄養指導では摂取を制限する場合が多かった。

● IBDにおける科学的根拠

　日本で実施された症例対照研究では，砂糖菓子の摂取は潰瘍性大腸炎およびクローン病発症リスクと正の関係があることが報告されている[22]。また，一貫性のある研究結果は得られていないが，海外の研究でも砂糖や清涼飲料水の摂取がIBD発症リスクに関係することが報告されている[28]。1987年に報告された大規模のランダム化比較試験では，精製度の高い穀物や砂糖の制限は，クローン病の疾患活動性に影響しないことが示されている[2]。

　また，疫学研究や臨床研究では，カフェインがIBDの病状を直接的に悪化させるという報告はないが，IBD患者のなかにはコーヒー摂取によって消化器症状が引き起こされる経験をしているIBD患者も多い[29]。アルコール摂取はIBD発症に関係しないことが疫学研究で報告されているが[30]，クローン病ではアルコール摂取後に腹痛を訴えることも多いことが報告されており[31]，IBD患者は自主的にアルコールを制限している人が多い。

食材選びと調理のポイント
- 脂質の過剰摂取を防ぐために，洋菓子やチョコレート菓子など脂質の高い菓子類の摂取は控え，脂質の低い和菓子にするのが好ましいと考えられる。
- 清涼飲料水には，砂糖や人工甘味料が多く使用されているものが多く，IBDの病態や腸内細菌叢のバランスを悪化させる可能性があるため，摂取は控えめにする。
- カフェインを含む飲料を摂取後に何も症状が出ないようであれば摂取しても問題ないが，**多量の摂取（3杯以上程度）**は控えるようにする。
- アルコールは摂取しても問題ないが，**1杯程度**に抑えるようにする。

---

⑨ 外食・中食

　飲食サービスの普及や簡便化志向により，外食や中食（家庭外で調理された食品を家庭内で食べる）が増えてきている。特に都市部では飲食店の数が多く，バランスのよい食事を提供する飲食店やファストフード店など，さまざまな店があるため，IBDの病状にあった飲食店および料理を選択する必要がある。

● IBD における科学的根拠

1992 年に報告された症例対照研究では，ファストフードの摂取が潰瘍性大腸炎とクローン病の発症リスク上昇に関係することが報告されている[32]。このほかに IBD と外食に関する報告はないが，一般的に外食や中食は脂質が多く，野菜不足の料理が多いため，料理の選択には注意する必要がある。

> **外食選びのポイント**
> ● 栄養成分表示を見る習慣をつけ，体調にあった料理を選択する。
> ● 活動期では，なるべく外食を避け自炊するのが好ましいが，もし外食を利用する場合は脂質の少ない和食を提供する飲食店がよい。
> ● 寛解期では，厳しい制限は必要ないが，ファストフードや揚げ物などの脂質の高い料理の摂取量・頻度には注意する。

2 IBD における症状・病期に適した食品および調理方法の選択

実際の栄養指導をする際は，栄養必要量や食品群の話だけでは患者の理解を得るのが困難なため，具体的な食材や食品名を挙げることが必要になる。そこで，これまで示してきた科学的な根拠やこれまでの IBD 患者に対する治療経験をもとに「消化管への負担が少ない」「消化管への負担がやや少ない」「消化管への負担が大きい」に食品を分類した（表 5.9）。IBD 患者は個人差が大きいことから，消化がよい食品でも消化器症状が引き起こされる場合がある。一方，消化管への負担が大きい食品であっても問題なく摂取できる患者もいるため，表は大まかな指針として，個々の患者によって調整することが大切である。

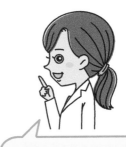

消化器症状をみながら少量からトライすることが重要です！

表5.9 IBD患者における消化管への負担が少ない／やや少ない，大きい食品一覧表

		消化管への負担が少ない	注意点	消化管への負担がやや少ない	注意点	消化管への負担が大きい食品	注意点
主食	穀類	ごはん おかゆ うどん そうめん 冷麺 お餅 生麩			中華麺のスープには脂質が多く含まれるため摂取を控える	玄米，麦ごはん 胚芽米，全粒製品 ライ麦パン，メロンパン，レーズンパン，調理パン 揚げパン，クロワッサン，デニッシュ 焼きそば，即席麺（カップ麺など） ホットケーキ とうもろこし	活動期や狭窄があるときは避ける 寛解期は，少量から徐々に摂取量を増やす。特に全粒製品は栄養豊富なため，寛解期は積極的に摂取する

		消化管への負担が少ない	注意点	消化管への負担がやや少ない	注意点	消化管への負担が大きい食品	注意点
副菜	いも類	じゃがいも さといも ながいも はるさめ	活動期や狭窄があるときは皮をとり除き，裏ごしする	さつまいも 焼き芋 大学芋 こんにゃく	活動期や狭窄があるときは皮をとり除き，裏ごしする	フライドポテト ごま豆腐	
	野菜	かぶ，かぼちゃ カリフラワー きゅうり，トマト こまつな，なす しゅんぎく だいこん，たまねぎ チンゲンサイ にんじん，はくさい ピーマン，レタス ブロッコリー ほうれんそう	活動期や狭窄があるときは皮や種，茎や繊維質の部分をとり除き，繊維質なものは細かく刻む，やわらかくゆでる	アスパラガス オクラ キャベツ さやいんげん にら れんこん	活動期や狭窄があるときは皮や種，硬い茎をとり除く	えだまめ グリーンピース かんぴょう ごぼう しょうが セロリ たけのこ にんにく	活動期や狭窄があるときは避ける 寛解期は少量から徐々に摂取量を増やす
	きのこ類					えのきたけ きくらげ しいたけ しめじ なめこ まいたけ マッシュルーム	活動期や狭窄があるときは避ける 寛解期は少量から徐々に摂取量を増やす
	海藻類	のりの佃煮		焼きのり		こんぶ（だし以外） ひじき わかめ	活動期や狭窄があるときは避ける 寛解期は少量から徐々に摂取量を増やす
主菜	豆類	豆乳，納豆 木綿豆腐 絹ごし豆腐 ソフト豆腐 焼豆腐 ゆであずき（缶詰） こしあん，湯葉		油揚げ 生揚げ がんもどき きなこ（少量）	活動期は油抜きして搾る	あずき（全粒） いんげん豆 えんどう，そらまめ 大豆（豆腐・納豆以外） ひよこ豆，緑豆	活動期や狭窄があるときは避ける 寛解期は少量から徐々に摂取量を増やす
	魚介類	めかじき，かつお たら，ほっけ すずき，いとより きんめだい かじきまぐろ まぐろの赤身 うに，かまぼこ はんぺん，しらす	活動期は脂の少ない魚を選び，しっかり加熱する 寛解期は積極的に摂取する	あじ，あなご いわし，うなぎ さば，さけ さんま，にしん ぶり，はまち かつお，まぐろ	活動期は脂の少ない魚を選び，しっかり加熱する 寛解期は積極的に摂取する	いか えび かに たこ たらこ 貝類	活動期や狭窄があるときは避ける
	肉類	鶏肉（ささみ，むね，皮なしもも）	活動期は皮をとり除き油を控えて調理する	牛肉・豚肉（もも，ヒレ，かた） 鶏肉（皮ありもも）	活動期は皮をとり除き油を控えて調理する	牛肉・豚肉（ロース，サーロイン，バラ，ひき肉） 加工肉（ハム，ソーセージ，ベーコンなど） ラム肉	飽和脂肪酸が多く含まれているため活動期・寛解期ともに摂取量に気をつける
	卵類（調理法）	生卵，目玉焼き 卵焼き，温泉卵 オムレツ，茶碗蒸し，かき卵汁		かたゆで卵			

		消化管への負担が少ない	注意点	消化管への負担がやや少ない	注意点	消化管への負担が大きい食品	注意点
乳製品	乳類	低脂質牛乳 スキムミルク 低脂質ヨーグルト・チーズ	乳糖不耐症の場合は避ける			成分無調整牛乳・ヨーグルト ソフトチーズ 生クリーム カスタードなど	飽和脂肪酸が多く含まれているため活動期・寛解期ともに摂取量に気をつける
果物	果実類	バナナ，すいか もも，りんご なし，ぶどう フルーツ缶詰（みかん・もも・りんご・洋なし）パルプの含まれないジュース	活動期や狭窄があるときは皮や種をとり除き，可能な限り加熱して食べる 寛解期は少量から徐々に摂取量を増やす	みかん類 オレンジ グレープフルーツ さくらんぼ ライム，いちご キウイフルーツ メロン，レモン パインナップル アボカド	活動期や狭窄があるときは皮や種をとり除き，可能な限り加熱して食べる 寛解期は少量から徐々に摂取量を増やす		
菓子・嗜好飲料	砂糖・甘味料類	砂糖 はちみつ メープルシロップ					
	菓子類	低脂質のゼリー 水羊羹 大福餅 今川焼き もなか，柏餅 串団子 きんつば ういろう		おはぎ どら焼き 甘納豆		スナック菓子 チョコレート ケーキ・マフィンなどの洋菓子 ワッフル，カステラ 月餅，あんまん かりんとう 揚げせんべい	活動期・寛解期ともに洋菓子には飽和脂肪酸が多く含まれているため摂取量に気をつける
	嗜好飲料類	水，麦茶 玄米茶，番茶 果肉の含まれないジュース		ほうじ茶，紅茶 煎茶，抹茶 ウーロン茶 果肉入りジュース		炭酸飲料 コーヒー アルコール類	活動期・寛解期ともに摂取量に気をつける
調味料	種実類			くり	活動期はゆでてつぶす	アーモンド カシューナッツ ピスタチオ ヘーゼルナッツ ピーナッツ，ごま くるみ，落花生	活動期は控えめにするかゆでてつぶす 寛解期は少量から試し徐々に量を増やしていく
	油脂類			アマニ油 エゴマ油 オリーブ油 なたね油（キャノーラ油）	活動期は摂取量に注意するが，寛解期にこれらの油を調理に使用する	バター マーガリン サラダ油 ごま油 ラード ショートニング	活動期・寛解期ともに摂取量に気をつける
	調味料・香辛料	みそ しょうゆ ソース				香辛料 唐辛子 ラー油 からし わさび マヨネーズ ドレッシング 市販のタレ類	活動期・寛解期ともに摂取量に気をつける

　これまでの研究では科学的根拠が少なく，IBD 患者が具体的にどのような食品を摂取すべき，あるいは制限すべきなのかという明確な結論は出ていない。また，IBD 患者では，特定の食品の摂取によって消化器症状が生じる食物不耐性（Food intolerance）に注意する必要がある。食物不耐性は個人差も大きく，病気の状態によっても消化器症状が出るときと出ないときがあるため，個々の患者に適した食事を摂取する必要がある。また，自主的に食事制限をしている患者も多くいるため，栄養バランスが悪くならないよう指導することが大切である。

 押さえておきたいポイント

● 個々の患者の状態にあった食品を正しく選択できるようにする。
● 過度な食事制限は栄養バランスが悪くなるため，過剰な食事の制限や特定の食品のみ制限することは避けるようにする。
● 特定の食品を摂取後に下痢や腹痛が生じた場合は，その食品は避けるようにする。

［参考文献］

1) Hou JK, et al. Dietary intake and risk of developing inflammatory bowel disease : a systematic review of the literature. Am J Gastroenterol. 2011 Apr ; 106(4) : 563-573.
2) Ritchie JK, et al. Controlled multicentre therapeutic trial of an unrefined carbohydrate, fibre rich diet in Crohn's disease. Br Med J (Clin Res Ed). 1987 Aug 29 ; 295(6597) : 517-520.
3) Chiba M, et al. Lifestyle-related disease in Crohn's disease : relapse prevention by a semi-vegetarian diet. World J Gastroenterol. 2010 May 28 ; 16(20) : 2484-2495.
4) Levine A, et al. Dietary Guidance From the International Organization for the Study of Inflammatory Bowel Diseases. Clin Gastroenterol Hepatol. 2020 May ; 18(6) : 1381-1392.
5) Sugihara K, et al. The Role of Dietary Nutrients in Inflammatory Bowel Disease. Front Immunol. 2019 Jan 15 ; 9 : 3183.
6) Brotherton CS, et al. Avoidance of Fiber Is Associated With Greater Risk of Crohn's Disease Flare in a 6-Month Period. Clin Gastroenterol Hepatol. 2016 Aug ; 14(8) : 1130-1136.
7) Chiba M, et al. Recommendation of plant-based diets for inflammatory bowel disease. Transl Pediatr. 2019 Jan ; 8(1) : 23-27.
8) 厚生労働省．国民栄養調査(2000 ～ 2002 年)．国民健康・栄養調査(2003 ～ 2017 年)．
9) Jowett SL, et al. Influence of dietary factors on the clinical course of ulcerative colitis : a prospective cohort study. Gut. 2004 Oct ; 53(10) : 1479-84.
10) Albenberg L, et al. A Diet Low in Red and Processed Meat Does Not Reduce Rate of Crohn's Disease Flares. Gastroenterology. 2019 Jul ; 157(1) : 128-136.e5.
11) Wall et al. Fatty Acids From Fish : The Anti-Inflammatory Potential of Long-Chain omega-3 Fatty Acids. Nutr Rev. 2010 May ; 68(5) : 280-289.
12) Turner D, et al. Maintenance of remission in inflammatory bowel disease using omega-3 fatty acids (fish oil) : a systematic review and meta-analyses. Inflamm Bowel Dis. 2011 Jan ; 17(1) : 336-345.
13) Forbes A, et al. ESPEN Guideline : Clinical Nutrition in Inflammatory Bowel Disease. Clin Nutr. 2017 Apr ; 36(2) : 321-347.

14) Uchiyama K, et al. N-3 polyunsaturated fatty acid diet therapy for patients with inflammatory bowel disease. Inflamm Bowel Dis. 2010 Oct ; 16(10) : 1696-1707.

15) Grimstad T, et al. Salmon diet in patients with active ulcerative colitis reduced the simple clinical colitis activity index and increased the anti-inflammatory fatty acid index--a pilot study. Scand J Clin Lab Invest. 2011 Feb ; 71(1) : 68-73.

16) Szilagyi A, et al. Systematic review and meta-analysis of lactose digestion, its impact on intolerance and nutritional effects of dairy food restriction in inflammatory bowel diseases. Nutr J. 2016 Jul 13 ; 15(1) : 67.

17) Larussa T, et al. Self-Prescribed Dietary Restrictions are Common in Inflammatory Bowel Disease Patients and Are Associated with Low Bone Mineralization. Medicina (Kaunas). 2019 Aug 20 ; 55 (8). 507.

18) Opstelten JL, et al. Dairy Products, Dietary Calcium, and Risk of Inflammatory Bowel Disease: Results From a European Prospective Cohort Investigation. Inflamm Bowel Dis. 2016 Jun ; 22(6) : 1403-1411.

19) Strisciuglio C, et al. Does cow's milk protein elimination diet have a role on induction and maintenance of remission in children with ulcerative colitis? Acta Paediatr. 2013 Jun ; 102(6) : e273-8.

20) Nolan-Clark D, et al. Effects of dairy products on crohn's disease symptoms are influenced by fat content and disease location but not lactose content or disease activity status in a New Zealand population. J Am Diet Assoc. 2011 Aug ; 111(8) : 1165-1172.

21) Ohfuji S, et al. Pre-illness isoflavone consumption and disease risk of ulcerative colitis : a multicenter case-control study in Japan. PLoS One. 2014 Oct 14 ; 9(10) : e110270.

22) Sakamoto N, et al. Dietary risk factors for inflammatory bowel disease : a multicenter case-control study in Japan. Inflamm Bowel Dis. 2005 Feb ; 11(2) : 154-163.

23) Głąbska D, et al. Influence of dietary isoflavone intake on gastrointestinal symptoms in ulcerative colitis individuals in remission. World J Gastroenterol. 2017 Aug 7 ; 23(29) : 5356-5363.

24) Bitzer ZT, et al. Soy protein concentrate mitigates markers of colonic inflammation and loss of gut barrier function in vitro and in vivo. J Nutr Biochem. 2017 Feb ; 40 : 201-208.

25) Barnes EL, et al. High Dietary Intake of Specific Fatty Acids Increases Risk of Flares in Patients With Ulcerative Colitis in Remission During Treatment With Aminosalicylates. Clin Gastroenterol Hepatol. 2017 Sep ; 15(9) : 1390-1396.e1.

26) Ananthakrishnan AN, et al. Long-term intake of dietary fat and risk of ulcerative colitis and Crohn's disease. Gut. 2014 May ; 63(5) : 776-784.

27) Taylor L, et al. Cross-Sectional Analysis of Overall Dietary Intake and Mediterranean Dietary Pattern in Patients with Crohn's Disease. Nutrients. 2018 Nov 14 ; 10(11). pii : E1761.

28) Spooren CE, et al. Review article: the association of diet with onset and relapse in patients with inflammatory bowel disease. Aliment Pharmacol Ther. 2013 Nov ; 38(10) : 1172-1187.

29) Marsh A, et al. Food avoidance in outpatients with Inflammatory Bowel Disease - Who, what and why. Clin Nutr ESPEN. 2019 Jun ; 31 : 10-16.

30) Bergmann MM, et al. No association of alcohol use and the risk of ulcerative colitis or Crohn's disease : data from a European Prospective cohort study (EPIC). Eur J Clin Nutr. 2017 Apr ; 71(4) : 512-518.

31) Hey H, et al. Effects of five different alcoholic drinks on patients with Crohn's disease. Scand J Gastroenterol. 2007 Aug ; 42(8) : 968-972.

32) Persson et al. Diet and Inflammatory Bowel Disease : A Case-Control Study. Epidemiology. 1992 Jan ; 3(1) : 47-52.

5.3 IBDと食品添加物

　近年の食品加工技術の発展により，さまざまな加工食品が販売されるようになってきた。加工食品などに利用される食品添加物は，IBD に悪影響を及ぼすと昔からいわれていたが，科学的根拠が乏しく，実際にどのような影響を与えるかは不明であった。しかし，基礎研究を中心とした最近の研究によって，食品添加物が IBD の病態に与える影響とそのメカニズムが判明してきた。ここでは，食品添加物が IBD にどのような影響を及ぼすのかを解説する。

1 食品添加物の概要

　食品添加物とは，食品を製造するときに食品の加工・保存性などを向上させる目的で使用される物質である。食品によく用いられる食品添加物を表5.10にまとめた。食品添加物は，安全性試験がきちんと行われ，生体にとって有害でない濃度で食品に利用されている。通常量を摂取する分には問題ないが，過剰な摂取による病気への影響が懸念されている。

2 IBDにおける食品添加物の影響

　IBDの病態に食品添加物が影響することは古くから考えられていたが，具体的な科学的根拠はなかった。現在もIBD患者に対する食品添加物の影響を検証した臨床研究は数少ないが，基礎研究において食品添加物がIBDに与える影響が明らかになりつつある[1]。これまでIBDとの関係が注目されている食品添加物とその研究結果を表5.11に示す。

❶ 乳化剤

　IBDに悪影響を与える食品添加物として現在最も注目されているのが乳化剤である。乳化剤は，通常は混ざらない水と油を混ぜ合わせるために使用する添加物で，食品の風味や保存性の改善などに利用される。IBDの発症率が高い国では乳化剤の消費量が多いことから，IBD発症に乳化剤が影響することが示唆されていたが[2]，実際に病気に影響を与えるかどうかについて科学的な根拠はなかった。

　2015年にNatureに掲載された論文では，乳化剤の摂取がマウスの腸炎を誘導することが示され，その詳細な機序が報告された[3]。この研究では，マウスに乳化剤のひとつであるカルボキシメチルセルロース（CMC）あるいはポリソルベート-80（P80）を投与すると，腸炎モデルマウスであるIL10欠損マウスの腸炎が悪化することが示された。

表5.10　食品によく用いられる食品添加物

添加物名	物質名	主な用途	含まれる食品
乳化剤	レシチン，グリセリン脂肪酸エステル，カルボキシメチルセルロースなど	水と油を混ぜ合わせて均一にする	アイスクリーム，乳飲料，チョコレートなど
甘味料	キシリトール，ソルビトール，アスパルテーム，アセスルファムカリウムなど	食品に甘みを付加する	清涼飲料水，菓子，砂糖代替食品など
増粘安定剤	カルボキシメチルセルロース，ペクチン，カラギーナンなど	食品の結着性をよくして，安定性を向上させる	アイスクリーム，加工肉，練り食品など
発色剤	亜硝酸ナトリウム・硝酸カリウムなど	食品の色を保持し鮮やかにする	ハム，ソーセージなど
保存料	安息香酸ナトリウム，ソルビン酸など	食品中にいる細菌の増殖を抑制し，保存性を高める	一般的な加工食品，ハム，ソーセージなど

腸管では，杯細胞から分泌されるムチン（腸管粘液の主成分）によって，腸内細菌と腸管の細胞が隔たれており，腸内細菌が身体のなかに侵入できないようバリア構造が形成されている。しかし，腸管のムチンを分解するような特定の腸内細菌が乳化剤の摂取によって増加し，腸管の粘液バリアを障害することによって腸炎が悪化することが報告されている（図5.3）。

表5.11　食品添加物がIBDの病態に及ぼす影響

添加物名	用途	対象	食品添加物の影響	参考文献
CMC, P80	乳化剤	マウス	腸内細菌叢の乱れ 腸管バリア機能低下，腸炎の誘導	3
		マウス	炎症性大腸がんの促進	4
		マウス	インドメタシン誘発性の小腸炎の悪化	5
Splenda	甘味料	マウス	腸内細菌叢の乱れ 腸管バリア機能の低下	8
スクラロース サッカリン アスパルテーム	甘味料	マウス 健常者	腸内細菌叢の乱れ 耐糖能の悪化	7
スクラロース	甘味料	マウス	TNBS誘発性の大腸炎の悪化	9
マルトデキストリン	甘味料，増粘剤 コーティング剤	マウス	DSS誘発性の大腸炎の悪化	10
カラギーナン	増粘剤 ゲル化剤	マウス UC患者	腸炎の誘導 疾患活動指数や再燃率の悪化	14 13
TiO$_2$	着色料	マウス CD患者	DSS誘発性の大腸炎の悪化 食事性TiO$_2$制限により疾患活動指数の低下	17 19
		CD患者	食事性TiO$_2$制限により疾患活動指数の変化なし	20

UC：潰瘍性大腸炎，CD：クローン病，TNBS：トリニトロベンゼン・スルホン酸，DSS：デキストラン硫酸ナトリウム

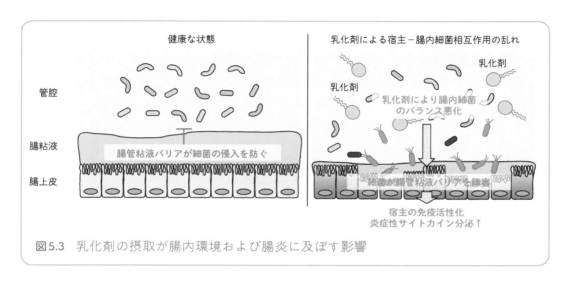

図5.3　乳化剤の摂取が腸内環境および腸炎に及ぼす影響

この研究のほかにも，乳化剤がインドメタシン誘発性の小腸炎を悪化することや炎症性の大腸がんを促進させることが明らかにされており，乳化剤の摂取による腸内細菌叢の変化が重要であることが示唆されている[4, 5]。実際，乳化剤を制限する食事をIBD患者に投与する研究が実施されているが，まだ乳化剤の制限が病気に影響を及ぼすかはわかっていない[6]。

❷ 人工甘味料

人工甘味料は砂糖の代替品やダイエット飲料などによく利用されるが，近年の研究で腸内細菌叢や宿主の糖代謝などに影響を与えることが明らかにされている。2014年のNatureに掲載された研究では，3種の人工甘味料（サッカリン，スクラロースおよびアスパルテーム）をマウスに投与すると，腸内細菌叢が変化し，耐糖能が悪化すると報告された[7]。実際に，人工甘味料を高頻度で摂取している人は，摂取していない人に比べHbA1c（ヘモグロビンA1c）が若干上昇していることが示されている。また，短期の介入試験では，人工甘味料の摂取により耐糖能が悪化する人がいたことが報告されており，人工甘味料による健康への影響が懸念されている。

これまでの基礎研究では，人工甘味料はIBDに対しても悪影響を及ぼす可能性が考えられている。Splenda（Heartland Food Products Group）はマルトデキストリンとスクラロースが配合されたものであり，アメリカを中心によく用いられているノンカロリーの人工甘味料である。クローン病様の回腸を発症するSAMP1/YitFcマウスを用いた研究では，Splendaが腸内細菌叢のバランスを悪くし，回腸組織への細菌の侵入を促進することが報告されている[8]。また，Splendaの構成成分であるスクラロースやマルトデキストリンは，化学物質誘発性の大腸炎を悪化させることが示されている[9, 10]。人工甘味料が腸炎を悪化させる機序は不明な点が多いが，IBDの病態にかかわる特定の細菌の遺伝子発現を制御することが報告されており[11]，腸内細菌叢を介したメカニズムが注目されている。

❸ カラギーナン

カラギーナンは，含硫黄多糖類の一種であり増粘剤やゲル化剤などとして加工食品に用いられている。カラギーナンをマウスに飲水投与すると腸炎が誘発されることが古くから知られており，IBDの実験モデルとして使用されていた[12]。2017年に報告された小規模のランダム化比較試験では，寛解期の潰瘍性大腸炎患者を対象にカラギーナンを摂取しないよう指導し，100 mgのカラギーナンを投与する群とプラセボ群にランダムに分け，投与12か月後の臨床症状や再燃率を評価した。その結果，カラギーナン投与群でカルプロテクチンなどの炎症マーカーが上昇し，臨床スコアや再燃率が有意に悪化したことが示された。カラギーナンが腸炎を誘発する機序として腸管上皮の障害や腸内細菌叢への影響が考えられているが[14]，いまだ詳細な機序はわかっていない。

❹ ナノ粒子（二酸化チタン）

二酸化チタン（TiO2；Titanium dioxide）は鉱物の一種であり，白色の着色料として食品や歯磨き粉，日焼け止めクリームなどに用いられている。食品などに用いられるTiO2

は，バルク状と微粒子状で存在しており，およそ 36% の TiO$_2$ がナノ粒子として食品に含まれている[15]。TiO$_2$ 摂取量を評価した研究では，健常者およびクローン病患者ともにおよそ 2.5 mg の TiO$_2$ を 1 日に摂取していることが報告されている[16]。

これまでの基礎研究では，TiO$_2$ が活性酸素種（ROS）の産生や炎症を促進することが明らかにされており，IBD に対しても悪影響を及ぼすことが示されている。2017 年に報告された研究では，マウスに TiO$_2$ ナノ粒子を経口投与すると，DSS 誘発性大腸炎が悪化することが報告された[17]。また，*in vitro* の実験において，TiO$_2$ は腸管上皮細胞やマクロファージにとり込まれ蓄積される，ROS 産生の増加や腸管透過性が亢進させることが示されている[17]。TiO$_2$ は消化管から吸収され血液中を循環するが[18]，活動期の潰瘍性大腸炎患者は健常者に比べ血中 TiO$_2$ 濃度が高いことが報告されており，IBD の病態への TiO$_2$ の関与が示唆されている[17]。

実際に TiO$_2$ が IBD の病態に影響を及ぼすか評価するために，これまでに 2 つの臨床研究が実施されている。そのうちのひとつのクローン病患者を対象とした研究では，TiO$_2$ 制限食を 4 週間実施することにより，疾患活動指数が低下することが示された[19]。しかし，その後の大規模な多施設試験においては，TiO$_2$ 制限食の炎症抑制効果は確認されず[20]，食事中の TiO$_2$ が IBD の病態に関与するかはわかっていないのが現状である。

3　おわりに

近年の基礎研究により食品添加物が IBD の病態に及ぼす影響およびその機序が徐々に明らかになりつつある。しかし，病気を悪化させる可能性のある添加物を患者に投与する研究は難しく，ヒトでの科学的根拠はいまだ不十分である。ヒトにおける食品添加物の影響は明確ではないが，IOIBD の食事ガイドライン[21]では乳化剤や人工甘味料といった食品添加物の摂取を減らすことを推奨している。食品添加物の摂取を減らすためには，外食や加工食品の利用を控え，自炊を中心とした食生活にするのが大切である。

押さえておきたいポイント

- これまでの基礎研究では，乳化剤・人工甘味料・カラギーナン・ナノ粒子が腸炎を悪化させる可能性が示唆されている。
- ヒトにおける食品添加物の影響は明確ではないが，IOIBD の食事ガイドラインでは乳化剤や人工甘味料といった食品添加物の摂取を減らすことを推奨している。

［参考文献］

1) Laudisi F, et al. Impact of Food Additives on Gut Homeostasis. Nutrients. 2019 Oct 1 ; 11(10).
2) Roberts, et al. Hypothesis : Increased consumption of emulsifiers as an explanation for the rising incidence of Crohn's disease. J Crohns Colitis. 2013 May ; 7(4): 338-341.
3) Chassaing B, et al. Dietary emulsifiers impact the mouse gut microbiota promoting colitis and metabolic syndrome. Nature. 2015 Mar 5 ; 519(7541) : 92-96.
4) Viennois E, et al. Dietary Emulsifier-Induced Low-Grade Inflammation Promotes Colon Carcinogenesis. Cancer Res. 2017 Jan 1 ; 77(1) : 27-40.
5) Furuhashi H, et al. Dietary emulsifier polysorbate-80-induced small-intestinal vulnerability to indomethacin-induced lesions via dysbiosis. J Gastroenterol Hepatol. 2020 Jan ; 35(1) : 110-117.
6) Sandall AM, et al. Emulsifiers Impact Colonic Length in Mice and Emulsifier Restriction is Feasible in People with Crohn's Disease. Nutrients. 2020 Sep 15 ; 12(9) : 2827.
7) Suez J, et al. Artificial sweeteners induce glucose intolerance by altering the gut microbiota. Nature. 2014 Oct 9 ; 514(7521) : 181-186.
8) Rodriguez-Palacios A et al. The Artificial Sweetener Splenda Promotes Gut Proteobacteria, Dysbiosis, and Myeloperoxidase Reactivity in Crohn's Disease-Like Ileitis. Inflamm Bowel Dis. 2018 Apr 23 ; 24(5) : 1005-1020.
9) Wang X, et al. Sucralose Increased Susceptibility to Colitis in Rats. Inflamm Bowel Dis. 2019 Jan 10 ; 25(2) : e3-e4.
10) Laudisi F, et al. The Food Additive Maltodextrin Promotes Endoplasmic Reticulum Stress-Driven Mucus Depletion and Exacerbates Intestinal Inflammation. Cell Mol Gastroenterol Hepatol. 2019 ; 7(2) : 457-473.
11) Nickerson KP, et al. Crohn's disease-associated adherent-invasive Escherichia coli adhesion is enhanced by exposure to the ubiquitous dietary polysaccharide maltodextrin. PLoS One. 2012 ; 7(12) : e52132.
12) Moyana TN, et al. Carrageenan-induced intestinal injury in the rat--a model for inflammatory bowel disease. Ann Clin Lab Sci. 1990 Nov-Dec ; 20(6) : 420-426.
13) Bhattacharyya S, et al. A randomized trial of the effects of the no-carrageenan diet on ulcerative colitis disease activity. Nutr Healthy Aging. 2017 Mar 31 ; 4(2) : 181-192.
14) Shang Q, et al. Carrageenan-induced colitis is associated with decreased population of anti-inflammatory bacterium, Akkermansia muciniphila, in the gut microbiota of C57BL/6J mice. Toxicol Lett. 2017 Sep 5 ; 279 : 87-95.
15) Weir A, et al. Titanium dioxide nanoparticles in food and personal care products. Environ Sci Technol. 2012 Feb 21 ; 46(4) : 2242-2250.
16) Lomer MC, et al. Dietary sources of inorganic microparticles and their intake in healthy subjects and patients with Crohn's disease. Br J Nutr. 2004 Dec ; 92(6) : 947-955.
17) Ruiz PA, et al. Titanium dioxide nanoparticles exacerbate DSS-induced colitis: role of the NLRP3 inflammasome. Gut. 2017 Jul ; 66(7) : 1216-1224.
18) Pele LC, et al. Pharmaceutical/food grade titanium dioxide particles are absorbed into the bloodstream of human volunteers. Part Fibre Toxicol. 2015 Sep 2 ; 12 : 26.
19) Lomer MC, et al. Efficacy and tolerability of a low microparticle diet in a double blind, randomized, pilot study in Crohn's disease. Eur J Gastroenterol Hepatol. 2001 Feb ; 13(2) : 101-106.
20) Lomer MC, et al. Lack of efficacy of a reduced microparticle diet in a multi-centred trial of patients with active Crohn's disease. Eur J Gastroenterol Hepatol. 2005 Mar ; 17(3) : 377-384.
21) Levine A, at al. Dietary Guidance From the International Organization for the Study of Inflammatory Bowel Diseases. Clin Gastroenterol Hepatol. 2020 May ; 18(6) : 1381-1392.

表5.12 IBDにおける食事療法

名称	低FODMAP食	CDED	CD-TREAT	
概要	消化器症状の原因となるFODMAPを制限する	病気の悪化にかかわると報告されている食品を制限する	経腸栄養剤の組成を通常の食品で再現した食事	
食事内容	フルクタン，乳糖，果糖，ポリオールなどを制限する	赤身肉・加工肉，乳製品，食品添加物を制限し，野菜や果物を増やした食事	経腸栄養剤に含まれない成分（グルテンなど）を制限し，複雑な料理ではなくシンプルな食品のみで構成された食事	
臨床効果	消化器症状の緩和	寛解導入・寛解維持	寛解導入	

5.4 IBDにおける諸外国の食事療法

1 IBDにおける諸外国の食事療法の概要

　IBDの病態に食事が関与していることは古くから考えられており，さまざまな食事療法の研究が実施されてきた[1]。しかし，2019年に発表されたCochraneレビューでは，IBDにおける食事療法が有効であるという明確な科学的根拠はないと示されている[2]。そのため，ESPENのガイドラインでは，IBD患者に対して特定の食品や栄養素を制限するような食事療法は推奨していない[3]。

　IBDにおける食事介入試験の有効性が認められない原因として，IBDの発症・再燃のメカニズムが解明されておらず，食事以外にもさまざまな要因が病態に影響を与えることが考えられる。また，ランダム化比較試験といったエビデンスレベルの高い食事介入研究が少ないため，食事療法の科学的根拠がいまだに確立できていないことが課題点として挙げられる。

　しかし，ここ数年で大規模な食事介入試験が行われており，その有効性が報告されるのに伴って食事療法の重要性が再認識されてきている。実際に欧米では，ガイドラインでは推奨されていなくても，さまざまな食事療法が臨床で実践されている。ここでは，欧米を中心に実施されているIBDにおける食事療法（表5.12）を紹介するとともに，その科学的根拠を解説する。

2 低FODMAP食（低フォドマップ食）

❶ 低FODMAP食の概要

　IBDでは，寛解期で炎症が落ち着いているにもかかわらず，約1/3の患者が腹痛や下痢などの消化器症状を有しているといわれている[4]。消化器症状の原因として食事が関与していると実感している患者は多く，食事と消化器症状の関係が注目されている。これまで

	SCD	地中海食	Plant-Based Diet
	二糖類や多糖類などの複合炭水化物を制限する食事	地中海諸国の伝統的な食事	植物性食品を中心にした食事
	炭水化物の多い穀類や乳製品，砂糖，菓子類などを制限する食事	オリーブ油や全粒穀物，野菜，果物，豆類，ナッツ類が豊富な食事	植物性の食品に加え，一部の動物性食品（卵，乳製品，魚など）を摂取する食事
	寛解導入・寛解維持	発症予防	寛解導入・寛解維持

の消化器症状を緩和する食事療法としてグルテン除去食やラクトース除去食などの食事療法が試されてきたが，最近注目を集めているのが低 FODMAP 食である。FODMAP とは，以下の頭文字を組み合わせた言葉である。

Fermentable：発酵性の
Oligosaccharides：オリゴ糖（フルクタン，ガラクトオリゴ糖）
Disaccharides：二糖類（ラクトース）
Monosaccharides：単糖類（フルクトース）
And
Polyols：ポリオール
（ソルビトール，マンニトール，イソマルト，キシリ
トール，グリセロール）

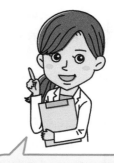

多くの人はこれらの FODMAP を問題なく消化・吸収することができるが，一部の IBD 患者のなかには，これらの FODMAP の一部を小腸で吸収することができず，FODMAP が消化管に残存することがある。この消化管内に残存した FODMAP が消化管内に過剰に水分を滞留させるのに加え，FODMAP が腸内細菌により発酵され，消化管でのガス発生を増やすことが消化器症状を引き起こす原因と考えられている（図 5.4）[5]。低 FODMAP 食は，FODMAP が多く含まれる食品を制限し，腹痛や下痢などの消化器症状をコントロールする食事療法ひとつである。

低FODMAP食の指導をするためには少し訓練が必要です。
主治医や専門医と相談しながら計画を立てましょう。

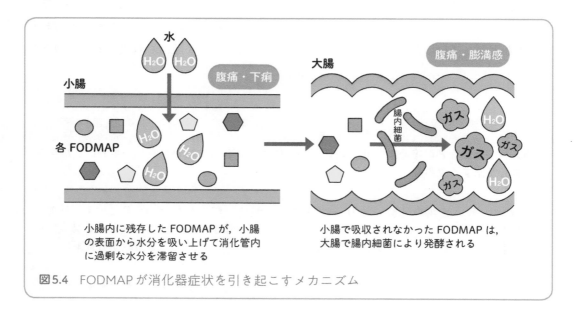

小腸内に残存した FODMAP が，小腸の表面から水分を吸い上げて消化管内に過剰な水分を滞留させる

小腸で吸収されなかった FODMAP は，大腸で腸内細菌により発酵される

図5.4　FODMAP が消化器症状を引き起こすメカニズム

❷ 低FODMAP食の食事内容

FODMAPを多く含む主な食品を表5.13に示す。低FODMAP食では，ラクトースとフルクトースを制限するため，乳製品や一部の果物を制限するのはわかりやすいが，ポリオールを含む食品はわかりにくいため注意が必要である。

低FODMAP食は，単にFODMAPを制限するのではなく，自分に適した/適さないFODMAPの種類および量を把握し，最終的には食事バランスやQOLを向上させることが目標となる。そのため，低FODMAP食は次ページに示す図5.5の3つの期間に分類される。

表5.13　FODMAPが含まれる食品*

食事療法	低FODMAP	高FODMAP
穀類・いも類	白米，玄米，そば（十割），じゃがいも，オートミール など	小麦製品（パン，パスタなど），大麦，ライ麦，とうもろこし など
果物類	いちご，キウイフルーツ，パイナップル，（熟していない）バナナ，ぶどう，みかん など	もも，りんご，あんず，すいか，さくらんぼ，柿，果物の缶詰，ドライフルーツ など
野菜・きのこ類	だいこん，きゅうり，なす，トマト，かぼちゃ，オクラ など	たまねぎ，にんにく，にら，ごぼう，アスパラガス，マッシュルームなど
肉類・魚介類・卵	牛肉，豚肉，鶏肉，魚，卵	加工肉（ハム，ソーセージ，ベーコンなど）
豆類	枝豆，木綿豆腐	大豆，ひよこ豆，さやえんどう，いんげん豆，絹ごし豆腐 など
乳製品	ラクトースフリーの乳製品，チーズ（カッテージ，リコッタ以外）など	牛乳，ヨーグルト，アイスクリーム，カスタード など
嗜好飲料	緑茶，コーヒー，ワイン，ビールなど	ウーロン茶，カモミール，チャイ，豆乳 など
食品添加物	アスパルテーム，スクラロース，マルトデキストリン，グアーガム，ペクチン など	糖アルコール（ソルビトール，キシリトールなど），はちみつ，ぶどう糖果糖液糖 など

＊参考：Monash University FODMAP dietアプリ（一食あたりのFODMAP含有量により分類）

❸ IBDにおける低FODMAP食の科学的根拠

2017年に報告された研究では，消化器症状が安定している寛解期IBD患者を対象に，FODMAPが消化器症状を引き起こす原因であるか検証するために，FODMAP負荷試験を実施した[6]。グルコースをコントロールとして，FODMAP（フルクタン，ガラクトオリゴ糖，ソルビトール）を3日間摂取後に消化器症状の変化を評価した結果，フルクタン摂取後のみ，コントロールと比較して腹痛や腹部膨満感などの消化器症状が有意に悪化したことが示された。

さらに2020年には，寛解期のIBD患者を対象に，低FODMAP食のランダム化比較試

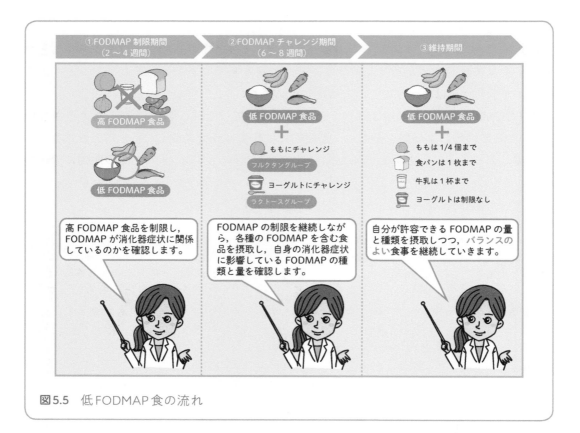

図5.5　低FODMAP食の流れ

験の結果が報告されている[7]。この研究では，食事中のFODMAPを制限するよう指導した低FODMAP群と，FODMAPや栄養バランスが変化しないよう指導したコントロール群に分類し，消化器症状やQOLなどの変化を比較している。その結果，低FODMAP群ではコントロール群に比べ，腹部膨満感や便の回数が有意に低下し，消化器症状が軽減されたと実感する患者が多く，実際に低FODMAP群でQOLも有意に高いことが示された。

　寛解期IBD患者の消化器症状に対する低FODMAP食の効果を検証した複数の臨床研究結果を解析したメタアナリシスでは，低FODMAP食は寛解期IBD患者の下痢，腹痛，膨満感，疲れ，吐き気などの症状の改善に有効であることが確認されている[8]。

　一方で，低FODMAP食によってビフィズス菌などの身体によい腸内細菌が減少することが確認されており，腸内細菌への影響が懸念されている[7]。低FODMAP食による腸内細菌環境の変化は，低FODMAP食をやめることでもとに戻ることも確認されているが，低FODMAP食の長期的な安全性はわかっておらず，今後の研究課題となっている[9]。消化器症状はIBD患者のQOLに大きく影響する因

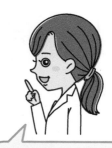

低FODMAP食は長期間続けてはいけません。患者に合わない食品が見つかったらすぐに中止することが必要です。

子のひとつであり，日本でも低FODMAP食の研究が進み，臨床現場で活用されることが期待される。

3 CDED（Crohn's Disease Exclusion Diet）

❶ CDEDの概要

これまでの研究で，経腸栄養療法である排他的経腸栄養療法（EEN）がクローン病の寛解導入に有効であることが明らかにされている[3]。クローン病に対するEENの有効性のメカニズムは正確に解明されていないが，EENによる寛解導入後に食事を開始すると再び炎症が悪化する場合があることから，食事中のある特定の食品が炎症の悪化に関与することが示唆されている[10, 11]。これらの事実からイスラエルの研究グループは，これまでの研究で明らかにされているクローン病に悪影響を及ぼす可能性のある食品を制限する食事療法と部分的経腸栄養療法（PEN）を併用する新しい治療法を考案した[12]。

❷ CDEDの食事内容

CDEDで摂取可能な食品および摂取を制限する食品を表5.14に示す[14]。これまでの研究では，この食事療法と半消化態栄養剤であるModulen®（Nestlé）を併用することで，寛解導入効果および寛解維持効果があることが報告されている[12-14]。寛解導入を目的とした治療の場合は，経腸栄養剤および食事からエネルギーを等量ずつ摂取する。また，寛解導入後はスライド方式で食事の割合を増やしていき，同時に食事制限の内容を若干緩やかにして寛解維持をめざす。

❸ IBDにおけるCDEDの科学的根拠

2014年にイスラエルの研究者らは，活動期のクローン病患者に対するPEN＋CDEDの有用性を検証する後ろ向き研究を報告している[12]。この研究では，47名の小児から若

表5.14　CDEDで摂取・制限する主な食品

積極的に摂取する食品	食べてよい食品		制限する食品
●鶏むね肉，魚 ●卵：2個/日 ●バナナ：2本/日 ●りんご：1個/日 ●じゃがいも： 　　　2個/日	●白米，米粉 ●いちご ●メロン：1カット/日 ●トマト：2個/日 ●きゅうり：2本/日 ●アボカド：1個/日 ●ほうれんそうの葉： 　　　1カップ/日	●にんじん：1本 ●たまねぎ ●ハーブ ●水，炭酸水 ●塩，こしょう 　シナモン ●砂糖： 　小さじ2〜3/日	乳製品，小麦製品 鶏むね肉以外の肉 魚，大豆食品，揚げ物 冷凍果物，果物の缶詰 アルコール，ジュース 加工食品，食品添加物 （乳化剤，人工甘味料， カラギーナン，グアー ガム，マルトデキスト リン）など

年の活動期クローン病患者を対象として PEN + CDED を 6 週間実施した結果，疾患活動指数や炎症マーカーが有意に改善し，約 70% の患者で寛解導入できたことが確認されている。また，2017 年に同じイスラエルの研究グループは，生物学的製剤が無効となったクローン病患者に対しても PEN + CDED の治療が有効であったことを報告している [13]。

さらに 2019 年には，同じイスラエルの研究グループとカナダの研究グループが共同で，PEN + CDED と EEN の治療効果を比較する多施設のランダム化比較試験を実施している（図 5.6）[14]。この研究では，中等症の活動期のクローン病患者 74 名を PEN + CDED 群と EEN 群に分け，寛解導入率および寛解維持率を比較している。その結果，治療介入 6 週後の寛解維持率は PEN + CDED 群と EEN 群で有意差はみられなかった。一方，12 週後の寛解維持率は，EEN 群に比べ PEN + CDED 群で有意に高いことが示された。EEN は治療に対するアドヒアランスが悪く継続率が低いことが問題視されている。しかし，PEN + CDED は EEN に比べてアドヒアランスが高いことが示されている。

現在，小児クローン病に対する寛解導入として EEN による治療法が推奨されているが，この PEN + CDED による治療法は EEN と同等の効果が得られ，なおかつ実践および遵守しやすい食事療法である。EEN はステロイドに比べ粘膜治癒の改善が優れていることが報告されているが，PEN + CDED による内視鏡的および組織学的な変化は行われていないため，今後のさらなる研究が必要と考えられる。

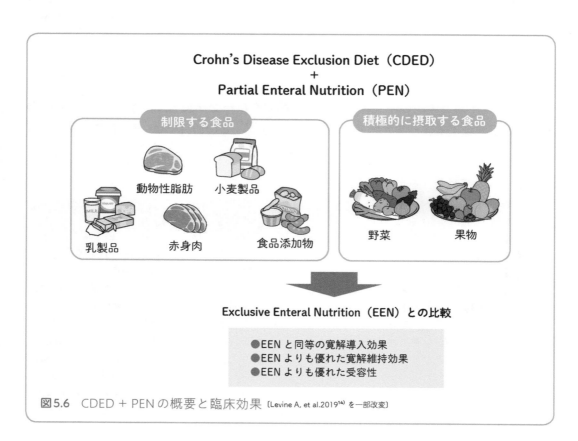

図 5.6 CDED + PEN の概要と臨床効果 〔Levine A, et al.2019[14] を一部改変〕

4 CD-TREAT（CD treatment-with-eating diet）

❶ CD-TREAT の概要

　EEN による治療は，その有用性が示されているものの治療に対する受容性や継続率が低いことが懸念されており，EEN に代わる新たな食事療法の開発が必要であると考えられている。EEN の治療効果の正確な機序は明らかになっていないが，EEN による治療後に腸内細菌のバランスが大きく変化することから，腸内細菌の変化が炎症を抑制するために重要であることが考えられる [15]。これらの背景から，イギリスの研究者らは，**経腸栄養剤の組成を通常の食事で再現した食事療法**である CD-TREAT を考案した [16]。

❷ CD-TREAT の食事内容

　CD-TREAT の具体的な献立例を表5.15 に示す [16]。CD-TREAT は，ヨーロッパでよく使用されている半消化態栄養剤の Modulen® IBD（Nestle）を参考にして，その組成を通常の食品のみで再現しているため，とてもシンプルな食事内容となっている。また，経腸栄養剤に含まれていない特定の成分（例：グルテン，乳糖，アルコールなど）は制限し，多量栄養素や微量栄養素は経腸栄養剤と同等になるように食事を調整する。具体的な栄養組成は明記されていないが，CD-TREAT を報告した研究では，炭水化物：脂質：たんぱく質比が 37.9％：43.9％：18.3％になっており，脂質が若干高めの組成になっている。以下の点が CD-TREAT の特徴である [16]。

- EEN の主な糖質源であるマルトデキストリンは食品中には含まれていないため，食物繊維が少なく，でんぷんを多く含む食品で代替する。
- 難消化性でんぷんなどの未消化の物質が腸内細菌に与える影響を最小限にするために，複合炭水化物や食物繊維の割合を減らす。
- 糖質とたんぱく質の量は，一般的な経腸栄養剤と同等になるようにする。
- グルテンフリー，ラクトースフリーの食品を選択する。
- 微量栄養素はサプリメントで補う。

表5.15　CD-TREAT による献立例

	食事内容
朝食	マルチビタミン1錠，牛乳（360 mL），シリアル（45 g），りんごジュース（360 mL）
午前中の間食	パイナップルジュース（360 mL），皮なしりんご1個
昼食	サンドイッチ（食パン2枚），チェダーチーズ（45 g），クリームチーズ（45 g），レタス（20 g），皮なしきゅうり（20 g），チキンライススープ1杯
午後の間食	ライスプディング1個
夕食	サーモングリル（180 g），マッシュポテト（260 g），チーズソース

※ラクトースフリーおよびグルテンフリーの食品を選択する

❸ IBD における CD-TREAT の科学的根拠

2019 年にイギリスの研究者らは，ヒトとラットを用いて CD-TREAT の効果を検証した（図 5.7）[16]。健常人を対象とした臨床研究では，CD-TREAT は通常の食事に比べ，腸内細菌叢のバランスを大きく変化させることが示された。CD-TREAT 摂取後の腸内細菌叢および糞便中の代謝物は，EEN 摂取後に似たような変化がみられており，CD-TREAT が EEN と同等の影響を腸内細菌叢に与えることが報告された。また腸炎モデルである HLA-B27 トランスジェニックラットを用いた動物実験では，CD-TREAT を摂取したラットでは，ヒトと同様に腸内細菌叢が変化し，腸炎が有意に改善することが示された。最後に，活動期の小児クローン病患者に対し，CD-TREAT を 8 週間実施した結果，80%（4/5）に治療反応がみられ，60%（3/5）が臨床的寛解になったことが示され，CD-TREAT がクローン病の寛解導入に有効である可能性が示唆された。

CD-TREAT の研究ははじまったばかりであり，まだクローン病患者を対象とした大規模な臨床研究は実施されていない。また，食事内容の明確な基準がないため，今後は患者がより実践しやすいように食事メニューを構築することも課題点として挙げられる。

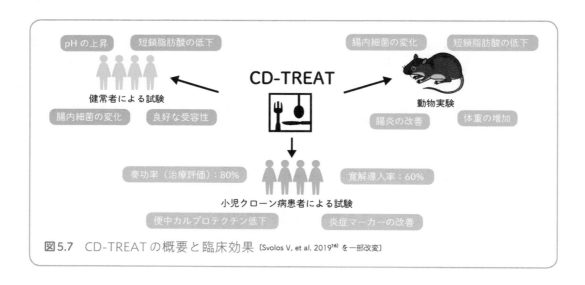

図 5.7 CD-TREAT の概要と臨床効果 [Svolos V, et al. 2019[16] を一部改変]

5 SCD（Specific Carbohydrate Diet）

❶ SCD の概要

SCD は 1920 年頃にセリアック病の治療のために考案された食事療法であり，特定の炭水化物を制限する食事療法である[17]。その後，IBD に対しても応用されるようになり，科学的根拠が少ないにもかかわらず，欧米では SCD を実践している患者が多くいる。

SCD を広めた研究者の一人である Gottschall は，炭水化物は消化管で消化しきれずに残存するものがあり，残存した糖類の発酵による異常な細菌の増殖が，腸管の組織の損傷や炎症を引き起こすと仮説を立てている[17]。SCD では，二糖類や多糖類などの複合炭水

化物を制限し，腸管での異常な細菌の増殖を抑制することにより，炎症を抑制すると考えられているが，いまだ詳細なメカニズムは明らかにされていない。

❷ SCDの食事内容

SCD の食事療法で，摂取可能な食品および摂取制限する食品のリストを表5.16に示す[18]。SCD では二糖類や多糖類を多く含む食品を制限するため，ほとんどの穀物を避ける必要がある。また，ラクトースが含まれる乳製品も制限するため，ラクトースフリーの乳製品やラクトースの含量が少ないチェダーチーズやスイスチーズを摂取する。炭水化物についての制限は厳しい反面，その他の食品については制限がほとんどなく，一部を除き肉類や野菜，果物，油脂類などは摂取可能である。

❸ IBDにおけるSCDの科学的根拠

IBD に対して SCD の効果を検証した研究は少なく，小規模な臨床研究のみ実施されている。2004 年に Cohen らは，9 名の活動期の小児クローン病患者を対象に，SCD の臨床効果を検証する前向きの臨床研究を報告している[19]。この研究では，SCD の食事介入後 12 週で疾患活動性を示す臨床スコアや内視鏡スコアが有意に改善し，2/9（22.2%）の患者で粘膜治癒に至ったことが示されている。この研究のほかにも，後ろ向き研究や症例報告等で SCD の有用性が報告されているが，質の高い臨床研究は実施されていないのが現状である。

SCD は穀物や乳製品を制限するため，栄養バランスが悪くならないように注意する必要がある。特に乳製品の制限によりカルシウムやビタミン D が不足しやすいため，ラクトースフリーの乳製品やサプリメントを利用する必要がある[20]。IBD における SCD の科学的根拠は少ないものの，欧米では SCD を支持する IBD 患者が多くいる。現在，大規模

表5.16　SCD で摂取可能・摂取制限する主な食品

摂取可能な食品	摂取制限する食品
● 肉類（牛肉，豚肉，鶏肉など）	● 穀類（米，小麦，大麦，とうもろこしなど）
● 魚介類（魚，貝類）	● いも類（じゃがいも，さつまいもなど）
● ラクトースフリーの乳製品	● 砂糖および甘味料（メープルシロップ，人工甘味料など）
● チェダー，スイス，カッテージチーズ	● 乳製品（牛乳，ヨーグルト，チーズなど）
● 野菜類，果物類	● 豆類（大豆，大豆製品，ひよこ豆など）
● ナッツ類	● 果物の缶詰
● 油脂類	● 海藻類
● 砂糖の含まない嗜好飲料（コーヒーなど）	● 菓子類（チョコレート，飴などの砂糖が多い菓子類）
● はちみつ	● 加工食品，加工肉

なランダム化比較試験が実施されているため，その研究結果によって SCD の科学的根拠が構築されることが期待される。

6　地中海食（Mediterranean Diet）

❶ 地中海食の概要

　地中海食は，オリーブ油や全粒穀物，野菜，果物，豆類，ナッツ類が豊富な地中海諸国の伝統的な食事である。近年，地中海食の健康効果に注目が集まっており，地中海食を摂取している人は，心血管疾患，がん，パーキンソン病，アルツハイマー病のリスクが低いことが明らかにされている [21]。IBD に対する食事療法は，特定の食品を除去する制限食が多く栄養バランスの悪化が懸念されているが，地中海食は身体によい食品を豊富に摂取して極端な制限をしないため，**食事全体の栄養バランスがよい**のが特徴である。ここ数年で IBD に対する地中海食の研究が多く報告されており，現在とても注目されている食事のひとつである。

❷ 地中海食の食事内容

　地中海食は，全粒穀物や野菜，果物，豆類，ナッツ類が多いのが特徴で，油脂類はオリーブ油（一価不飽和脂肪酸）が主体である。また，牛肉や豚肉といった赤身肉は控えめで，鶏肉や魚介類を習慣的に摂取する。乳製品は低脂質のものが推奨されており，適量あるいは適量未満としている。地中海食の各食品の摂取量の目安を図 5.8 に示す [21]。

　疫学研究や臨床研究で地中海食のアドヒアランスを評価するために，地中海食スコアが考案されている [22]。食物摂取頻度調査などの食事調査の結果に基づいて，地中海食を特徴づける 9 つの食品・栄養素（穀物類，野菜，果物，豆類，魚，肉類，乳製品，アルコール，一価不飽和脂肪酸）の摂取状況から以下の各項目のスコアを合算することによって地中海スコア（最低 0 点，最高 1 点）が算出される。

> ● 穀物類，野菜，果物，魚，および一価不飽和脂肪酸/飽和脂肪酸比：それぞれの摂取量が性別の中央値以上の場合に 1 点，中央値未満の場合は 0 点
> ● 肉類および乳製品：それぞれの摂取量が性別の中央値未満の場合は 1 点，中央値以上の場合は 0 点
> ● アルコール：少量〜中程度の摂取（男性 7〜14 杯/週，女性 1〜4 杯/週）の場合は 1 点，それ以外の場合は 0 点

❸ IBD における地中海食の科学的根拠

　2020 年に報告されたスウェーデンの前向きコホート研究では，83,147 名（年齢 45 〜 79 歳）を 17 年にわたり追跡調査を行った結果，地中海食スコアがクローン病の発症リスク低下と関係することが示された [23]。一方，潰瘍性大腸炎の発症リスクは，地中海食スコアとの関係が認められなかった。また，2020 年に Lo らは，複数のコホート研究か

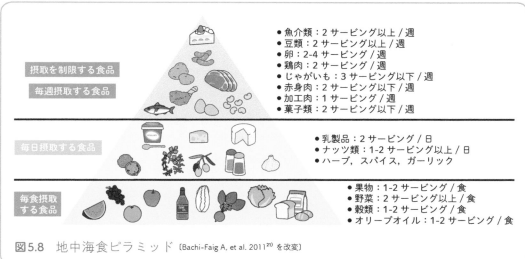

図5.8　地中海食ピラミッド〔Bachi-Faig A, et al. 2011[21] を改変〕

ら IBD の死亡率と生活習慣の関係を調査した結果，地中海食スコアが高い（4 点以上）ク
ローン病患者は，地中海食スコアが低い人に比べ死亡率が低いことが示されている[24]。
さらに，2021 年に報告された 6 か月間の介入試験では，地中海食の摂取により臨床スコ
アの改善だけでなく，体重や脂肪肝の改善などがみられ，QOL が有意に改善したことが
報告されている[25]。

　これらの研究から，地中海食が IBD の発症予防や寛解維持に重要であることが考えら
れる。IBD における地中海食の研究ははじまったばかりで，IBD 患者を対象とした大規模
な食事介入試験は行われていない。現在，IBD における地中海食の効果を検証する大規模
なランダム化比較試験が進んでおり，IBD に対する地中海食の臨床効果がみられることが
期待される。

7　Plant-Based Diet

❶ Plant-Based Diet の概要

　これまでの疫学研究から，肉類の摂取増加や野菜・果物の摂取低下を特徴とした欧米の
食生活が IBD の発症リスクに関与していることが明らかにされている。特に野菜は食物
繊維や微量栄養素，フィトケミカルなどが豊富に含まれており，腸内細菌のバランスを整
えるのに非常に重要な食品である。Plant-Based Diet は，欧米のような食生活が IBD の
要因であると考え，その対策として考案された食事療法である[26]。

　Plant-Based Diet は，主に日本で研究がはじめられた食事療法である[27]。ベジタリア
ン食は，植物性の食品のみ摂取する vegan（ビーガン）と植物性の食品に加え一部の動物性食品（卵，
乳製品，魚など）を摂取する lacto-ogo vegetarian（ラクトオゴ ベジタリアン）に分類されるが，Plant-Based Diet
は，lacto-ogo vegetarian に分類される。

❷ Plant-Based Diet の食事内容

　Plant-Based Diet の主な食事内容と食事例を図 5.9 および図 5.10 に示す[26]。Plant-Based Diet では，玄米を主食として，野菜，果物，豆類，じゃがいも，ヨーグルト，卵を毎日摂取するようにし，魚類は週に 1 回，肉類は 2 週間に 1 回だけ摂取可能である。Plant-Based Diet は，日本の摂取基準に比べ，食物繊維が豊富に含まれており（32.4 ± 2.1 g/ 日），脂質がやや少なめ（エネルギー比：18.6 ± 1.4 ％），微量栄養素はバランスのよい食事となっている[26]。また，地中海食と同様に，食事療法のアドヒアランスを評価するために，Plant-Based Diet スコアが考案されている[28]。

❸ IBD における Plant-Based Diet の科学的根拠

　活動期のクローン病患者を対象に，生物学的製剤のひとつであるインフリキシマブと Plant-Based Diet の併用効果を検証した臨床研究では，治療開始後 6 週間以内に 96 ％（44/46）の患者で臨床的寛解が認められた[29]。一般的にインフリキシマブによる治療は，約 30 ％の患者が一次無効であると報告されているが，96 ％の寛解導入率は極めて高い結果であると考えられる。また，寛解期のクローン病患者に対する Plant-Based Diet の効果を検証した研究では，Plant-Based Diet を遵守できた患者は，Plant-Based Diet を遵守できなかった患者と比べ 2 年後の寛解維持率が有意に高いことが示されている[26]。同様の臨床研究は潰瘍性大腸炎に対しても実施されており，Plant-Based Diet により良好な寛解維持率を示したことが報告されている[30]。

　これまでの研究では，IBD に対する Plant-Based Diet の有用性が示されているが，対照群との比較がないためエビデンスレベルとしては低いことが課題点として挙げられる。Plant-Based Diet の有用性が示すためにも，より大規模でエビデンスレベルの高い試験デザインでの研究が求められる。

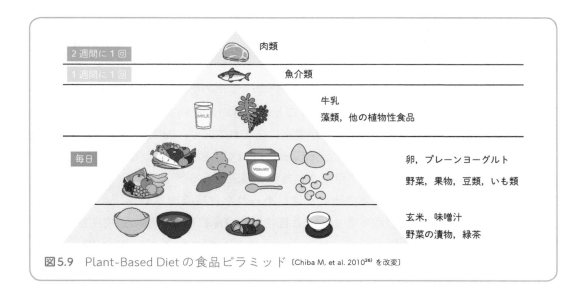

図5.9　Plant-Based Diet の食品ピラミッド〔Chiba M, et al. 2010[26] を改変〕

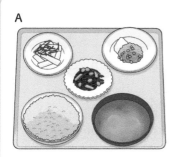 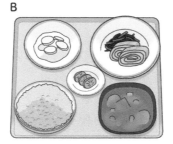 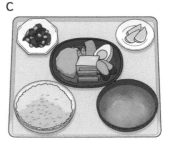

図5.10 Plant-Based Diet の食事例[26]

A：玄米，味噌汁，山芋ときざみのり，納豆と大根おろし，ひじきの煮もの（生揚げ，枝豆入り）
B：玄米，じゃがいも・たまねぎ・とうもろこし入りトマトスープ，磯巻き卵と菊のごま和え，たくわん
C：玄米，味噌汁，煮物（がんもどき，豆腐，卵，なす，ふき，かぼちゃ，えんどう豆），わかめの酢の物（チンゲンサイ，大豆入り）

8　おわりに

　IBD の食事療法は特定の食品および栄養素を制限するものが多いが，地中海食や Plant-Based Diet といった全体の食事バランスのよい食事療法の有用性も報告されている。これらの食事療法は，科学的根拠が不足しているため，ガイドラインではまだ推奨されていないが，臨床ではすでに実践されているものも多い。しかし，特定の食品を制限する食事は，栄養バランスが乱れ低栄養や微量栄養素が不足するリスクが高くなるため，専門家の指導のもとで実施すべきであると考えられる。現在，IBD 患者を対象とした大規模な食事療法のランダム化比較試験が計画されており，その結果次第で食事療法の重要性が上がることが期待される。

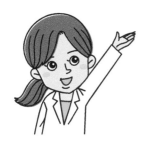

地中海食やPlant-Based DietはIBDの食事療法として期待できそうです！
IBDの栄養食事療法は日進月歩ですね。

押さえておきたいポイント

- これまでの研究でさまざまな食事療法が考案されており，科学的根拠は少ないか，欧米ではすでに臨床応用されている。
- 食事療法は，特定の食品を制限する食事（低FODMAP食，CDEC，CD-TREAT，SCD）と栄養バランスの優れた食事（地中海食，Plant-based diet）に分けられる。
- 特定の食品を制限する食事療法は低栄養のリスクが高くなるため，専門家の指導のもとで実施する。
- IBD患者を対象とした大規模な食事療法のランダム化比較試験が計画されており，その結果次第では食事療法の重要性が上がることが期待される。

[参考文献]

1) Limdi JK, et al. Dietary Practices and Beliefs in Patients with Inflammatory Bowel Disease. Inflamm Bowel Dis. 2016 Jan；22(1)：164-170.
2) Limketkai BN, et al. Dietary interventions for induction and maintenance of remission in inflammatory bowel disease. Cochrane Database Syst Rev. 2019 Feb 8；2：CD012839.
3) Forbes A, et al. ESPEN guideline: Clinical nutrition in inflammatory bowel disease. Clin Nutr. 2017 Apr；36(2)：321-347.
4) Farrokhyar F, et al. Functional gastrointestinal disorders and mood disorders in patients with inactive inflammatory bowel disease: prevalence and impact on health. Inflamm Bowel Dis. 2006 Jan；12(1)：38-46.
5) Staudacher HM, et al. The low FODMAP diet: recent advances in understanding its mechanisms and efficacy in IBS. Gut. 2017 Aug；66(8)：1517-1527.
6) Cox SR, et al. Fermentable Carbohydrates [FODMAPs] Exacerbate Functional Gastrointestinal Symptoms in Patients With Inflammatory Bowel Disease: A Randomised, Double-blind, Placebo-controlled, Cross-over, Re-challenge Trial. J Crohns Colitis. 2017 Dec 4；11(12)：1420-1429.
7) Cox SR, et al. Effects of Low FODMAP Diet on Symptoms, Fecal Microbiome, and Markers of Inflammation in Patients With Quiescent Inflammatory Bowel Disease in a Randomized Trial. Gastroenterology. 2020 Jan；158(1)：176-188.e7.
8) Zhan YL, et al. Is a low FODMAP diet beneficial for patients with inflammatory bowel disease? A meta-analysis and systematic review. Clin Nutr. 2018 Feb；37(1)：123-129.
9) Hustoft TN, et al. Effects of varying dietary content of fermentable short-chain carbohydrates on symptoms, fecal microenvironment, and cytokine profiles in patients with irritable bowel syndrome. Neurogastroenterol Motil. 2017 Apr；29(4).
10) Logan M, et al. The reduction of faecal calprotectin during exclusive enteral nutrition is lost rapidly after food re-introduction. Aliment Pharmacol Ther. 2019 Sep；50(6)：664-674.
11) Johnson T, et al. Treatment of active Crohn's disease in children using partial enteral nutrition with liquid formula: a randomised controlled trial. Gut. 2006 Mar；55(3)：356-361.
12) Sigall-Boneh R, et al. Partial enteral nutrition with a Crohn's disease exclusion diet is effective for induction of remission in children and young adults with Crohn's disease. Inflamm Bowel Dis. 2014 Aug；20(8)：1353-1360.
13) Sigall Boneh R, et al. Dietary Therapy With the Crohn's Disease Exclusion Diet is a Successful Strategy for Induction of Remission in Children and Adults Failing Biological Therapy. J Crohns Colitis. 2017 Oct 1；11(10)：1205-1212.
14) Levine A, et al. Crohn's Disease Exclusion Diet Plus Partial Enteral Nutrition Induces Sustained Remission in a Randomized Controlled Trial. Gastroenterology. 2019 Aug；157(2)：440-450.e8
15) MacLellan A, et al. The Impact of Exclusive Enteral Nutrition (EEN) on the Gut Microbiome in Crohn's Disease: A Review. Nutrients. 2017 May 1；9(5). pii：E0447.

16) Svolos V, et al. Treatment of Active Crohn's Disease With an Ordinary Food-based Diet That Replicates Exclusive Enteral Nutrition. Gastroenterology. 2019 Apr ; 156(5) : 1354-1367.e6.

17) Pigneur B, et al. Nutritional interventions for the treatment of IBD: current evidence and controversies. Therap Adv Gastroenterol. 2019 Nov 25 ; 12 : 1756284819890534.

18) Lewis JD, et al. Diet as a Trigger or Therapy for Inflammatory Bowel Diseases. Gastroenterology. 2017 Feb ; 152(2) : 398-414.e6.

19) Cohen SA, et al. Clinical and mucosal improvement with specific carbohydrate diet in pediatric Crohn disease. J Pediatr Gastroenterol Nutr. 2014 Oct ; 59(4) : 516-521.

20) Braly K, et al. Nutritional Adequacy of the Specific Carbohydrate Diet in Pediatric Inflammatory Bowel Disease. J Pediatr Gastroenterol Nutr. 2017 Nov ; 65(5) : 533-538.

21) Bach-Faig A, et al. Mediterranean Diet Foundation Expert Group. Mediterranean diet pyramid today. Science and cultural updates. Public Health Nutr. 2011 Dec ; 14(12A) : 2274-2284.

22) Féart C, et al. Adherence to a Mediterranean diet, cognitive decline, and risk of dementia. JAMA. 2009 Aug 12 ; 302(6) : 638-648.

23) Khalili H, et al. Adherence to a Mediterranean diet is associated with a lower risk of later-onset Crohn's disease: results from two large prospective cohort studies. Gut. 2020 Jan 3. pii : gutjnl-2019-319505.

24) Lo CH, et al. Healthy Lifestyle is Associated with Reduced Mortality in Patients with Inflammatory Bowel Diseases. Clin Gastroenterol Hepatol. 2020 Mar 3.

25) Chicco F, et al. Multidimensional Impact of Mediterranean Diet on IBD Patients. Inflamm Bowel Dis. 2021 Jan ; 27(1) : 1-9.

26) Chiba M, et al. Lifestyle-related disease in Crohn's disease: relapse prevention by a semi-vegetarian diet. World J Gastroenterol. 2010 May 28 ; 16(20) : 2484-2495.

27) Chiba M, et al. Recommendation of plant-based diets for inflammatory bowel disease. Transl Pediatr. 2019 Jan ; 8(1) : 23-27.

28) Chiba M, et al. Development and Application of a Plant-Based Diet Scoring System for Japanese Patients with Inflammatory Bowel Disease. Perm J. 2016 Fall ; 20(4) : 16-019.

29) Chiba M, et al. Induction with Infliximab and a Plant-Based Diet as First-Line (IPF) Therapy for Crohn Disease: A Single-Group Trial. Perm J. 2017 ; 21 : 17-009.

30) Chiba M, et al. Relapse Prevention by Plant-Based Diet Incorporated into Induction Therapy for Ulcerative Colitis: A Single-Group Trial. Perm J. 2019 ; 23.

第6章 IBD患者に対する栄養カウンセリングの実践

6.1 ナラティブに基づいた栄養カウンセリング

1 IBD治療における管理栄養士の役割

　従来の医療では，疾患の原因究明や病気に関する身体的問題への対応が医療従事者の役割の中心となっていた。しかし，症状や障害とともに生きる人々が増加するなかで，患者の病気に対する主観的経験の医療の理解が医療従事者に求められるようになってきた。

　特に炎症性腸疾患（IBD）患者と接する場合は「IBDがいまだ原因不明の慢性疾患であり，患者にとっては一生付き合っていかなければならない疾患である」ことを理解することが必要である。なぜならば，患者と関係を構築し，患者の置かれている環境や感情を理解したうえで食事に関する情報を提供しなければ，患者の行動変容は起きず，期待される治療効果が得られない可能性があるからである。ここでは，ナラティブというカウンセリング手法を紹介する。

2 患者が大きな困難に直面した後の気持ちの整理過程

　患者がIBDに直面した後の気持ちを整理するプロセスの理解には，悲哀に関する4つの課題（図6.1）[1] が参考になる。

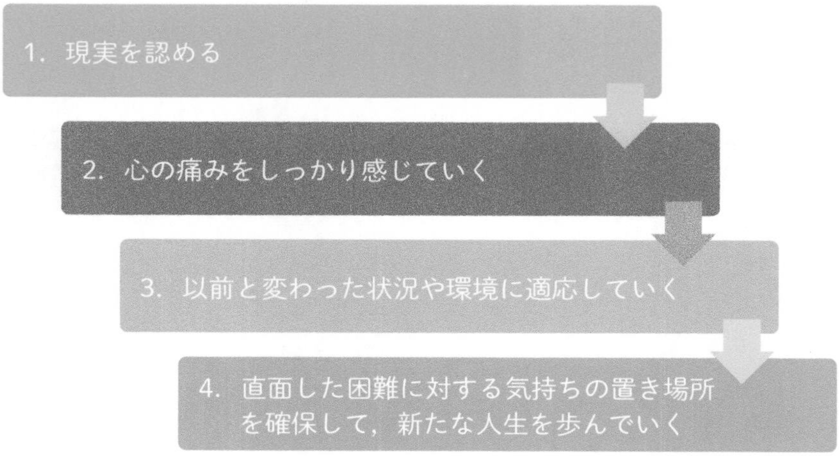

1. 現実を認める

2. 心の痛みをしっかり感じていく

3. 以前と変わった状況や環境に適応していく

4. 直面した困難に対する気持ちの置き場所を確保して，新たな人生を歩んでいく

図6.1　悲哀に関する4つの課題

IBD 患者は，IBD という難病（生涯治ることがない疾患）の診断を受けた事実を認めることや，心の痛みを感じることに時間がかかる。さらに，腹痛，下痢，入院など以前と異なる環境・状況に適応することも一朝一夕にはいかない。この4つの課題をクリアするのに2～3年かかることもあり，一度クリアした課題に再び直面することや，怒涛のようにくり返すこともある。

また，このプロセスのゴールは単に病気に対して前向きになるだけではなく，その人らしいやり方やペースで，この4つの課題と向き合い，乗り越えることである。管理栄養士は，4つの課題のうち，「今，患者がどの課題に直面しているのか？」に関心を寄せ，客観的に患者の評価を行うことで，患者の思いや行動，状況を理解することが重要である。またこれらの課題をとらえるために活用できる手法がナラティブである。

3 ナラティブとは

ナラティブとは人が語る行為や物語をさす。医療現場では，Narrative・Based・Medicine（NBM）と呼ばれ，患者が語る物語を聞くことで，患者が抱える問題をあらゆる要素から把握して治療方法を考えることである[2]。

ナラティブは従来の EBM（Evidence-based medicine：科学的根拠に基づく医療）に基づく診断・治療を重視した医療だけでは患者の満足度が上がらないことに加え，解決できない患者の課題が多いことを背景として発展してきた。患者との対話を通して患者の語る「病気になった理由」「経緯」「症状」「病気についてどのように考えているか」といった物語から，患者が抱えている問題を全人的に把握して治療方法や課題を考えることをナラティブアプローチという。ナラティブアプローチを実践するために医療従事者が身に着ける能力として，表6.1 が提唱されている[3]。

表6.1　医療従事者が身につけるべきナラティブ能力

- 患者の言葉に耳を傾け，病の体験を物語として理解し，解釈し，尊重することができる。
- 患者の置かれている苦境を，患者の視点から想像し，共有することができる。
- 医療における多様な視点からの複雑な物語を把握し，そこからある程度の一貫性をもつ物語を紡ぎ出す。

〔Zagaruas G. 2018[3]，Box 2 をもとに作成〕

ナラティブアプローチを実践するうえで有用なツールが，臨床倫理の4分割表（図6.2）である[4]。これは，医学的適応，患者の意向，生活の質（QOL），周囲の状況の各領域から構成される。患者ごとにこれらの領域を確認することで，患者にとってどのような医療のあり方やアプローチが必要かを考えることができる。

ナラティブアプローチを用いることにより，患者本人の過去や現状に対する物語に加え，家族や周囲の人，医療従事者によるさまざまな物語を調整し，心のつらさやストレスなどの感情もふまえたうえで，患者に合った治療や生活の目標（ゴール）の明確化と共有，患者のセルフマネージメント推進にもつなげることができる。

医学的適応（Medical Indications）

善行と無危害の原則
1. 患者の医学的問題は何か？　病歴は？　診断は？予後は？
2. 急性か，慢性か，重体か，救急か？　可逆的か？
3. 治療の目標は何か？
4. 治療が成功する確率は？
5. 治療が奏功しない場合の計画は何か？
6. 要約すると，この患者が医学的および看護的ケアからどのくらいの利益を得られるか？また，どのように害を避けることができるか？

患者の意向（Patient Preferences）

自律性尊重の原則
1. 患者には精神的判断能力と法的対応能力があるか？能力がないという証拠はあるか？
2. 対応能力がある場合，患者は治療への意向についてどう言っているか？
3. 患者は利益とリスクについて知らされ，それを理解し，同意しているか？
4. 対応能力がない場合，適切な代理人は誰か？その代理人は意思決定に関して適切な基準を用いているか？
5. 患者は以前に意向を示したことがあるか？事前指示はあるか？
6. 患者は治療に非協力的か，または協力できない状態か？　その場合，なぜか？
7. 要約すると，患者の選択権は倫理・法律上最大限に尊重されているか？

生活の質（Quarity of Life；QOL）

善行と無危害と自律性尊重の原則
1. 治療した場合，あるいはしなかった場合に，通常の生活に復帰できる見込みはどの程度か？
2. 治療が成功した場合，患者にとって身体的，精神的，社会的に失うものは何か？
3. 医療者による患者の QOL 評価に偏見を抱かせる要因はあるか？
4. 患者の現在の状態と予測される将来像は延命が望ましくないと判断されるかもしれない状態か？
5. 治療をやめる計画やその理論的根拠はあるか？
6. 緩和ケアの計画はあるか？

周囲の状況（Contextual Features）

忠実義務と公正の原則
1. 治療に関する決定に影響する家族の要因はあるか？
2. 治療に関する決定に影響する医療者側（医師・看護師）の要因はあるか？
3. 財政的・経済的要因はあるか？
4. 宗教的・文化的要因はあるか？
5. 守秘義務を制限する要因はあるか？
6. 資源配分の問題はあるか？
7. 治療に関する決定に法律はどのように影響するか？
8. 臨床研究や教育は関係しているか？
9. 医療者や施設側で利害対立はあるか？

図6.2　臨床倫理の4分割表

〔Jonsen ARほか．臨床倫理学　第5版－臨床医学における倫理的決定のための実践的なアプローチ－（赤林朗ほか監訳）．新興医学出版社．2006；p.13を改変〕

4　IBD 患者に対する栄養カウンセリングの留意点

❶ IBD 発症・診断時の患者や家族への対応

　IBD の診断を受けたとき，患者も家族も「大変な病気になってしまった」という恐怖感でパニックになる場合がある。この時期に大事なことは，主治医・医療スタッフと患者・家族との間に信頼関係をつくることである。

　管理栄養士が主治医や担当看護師と患者の情報をカルテや会議で共有するとともに，治療計画やアウトカムを理解することで，患者に合わせた食事指導を実施することができる。また，患者が主治医から聞き逃してしまった治療や生活に関する質問などを，管理栄養士が医療スタッフの一員としてフォローすることができれば，患者や家族が安心して治療や食事にとりくむ環境を整えることができる。

　患者の母親が「自分のつくった食事が悪かったので，こんな病気になったのでは？」と考えてしまうことも多い。

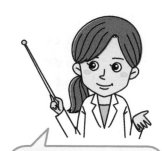

IBDを発症し，病名が確定して，それを医師から告げられたとき，患者と家族は大変なショックを受けます。このときにIBDの医療チームで介入することが重要です。

このような状況に対して「IBD の発症要因は解明されておらず，食事のみが原因で IBD が発症するとは考えられていない」ことを明確に伝えることが大切である。

IBD 発症時は患者や家族の心のケアが極めて重要である。医療チームで患者情報を共有しながら不安や疑問点などに迅速に対応しなければ，とり返しのつかない精神状態に追い込まれてしまうこともある。発症から 1 か月程度は，医師や医療スタッフが患者や家族の心理面についてもしっかりサポートすることが大切である。

❷ IBD 発症から数年経過した患者への対応

寛解と再燃をくり返す IBD では，患者が自身の経験から症状が悪化する食物を把握していることも多く，排便状態や腹部痛などの症状から食事量の調整や欠食などをしている患者もいる。管理栄養士がこれらの情報を把握することも栄養カウンセリングでは重要となる。

栄養カウンセリングでは，事前にカルテの主治医や看護師の入力情報を確認し，カウンセリング時には食事内容や，その背景となる経験や環境，考え方などを理解したうえで，食事に関する助言をすることを心がける。

【栄養カウンセリングの前に確認すること】
　① 病歴，家族歴，手術歴，入院歴，重症度，寛解期・活動期，食物アレルギーなど
　② 腸管の炎症部位
　③ 栄養状態（4.2 節「表4.4　栄養アセスメントの種類と指標」（p.51）を参照）

【栄養カウンセリング時に確認すること】
　① 現在の症状（下痢，腹部痛など）
　② 食事内容（間食含む），食事回数，食事量，食事時間，嗜好，食事場所，調理する人など
　③ 喫煙歴，運動量，仕事内容（事務系・営業系など），仕事量など

5 　おわりに

IBD 患者は IBD という生涯付き合わなければならない難病に診断されたことを受け入れ，IBD 特有の症状に慣れ，新しい人生を歩み出すまでに一定期間が必要となることが多い。IBD の病態や治療，食事を理解することに加え，患者の感情に敏感に寄り添いながら栄養カウンセリングを行うことで，患者と信頼関係を構築し，患者の適切なセルフマネージメントにつなげることが重要である。

［参考文献］

1) Worden JW. Grief counseling and Grief Therapy : A handbook for the Mental Health Professonal(3rd ed). 2002.
2) Charon R. Narrative and Medicine. N Engl J Med. 2004 Feb 26 ; 350(9) : 862-864.
3) Zagaruas G. What Is Narrative-Based Medicine? Narrative-based Medicine 1. Can Fam Physician. 2018 Mar ; 64(3) : 176-180.
4) Jonsen AR ほか．臨床倫理学　第5版−臨床医学における倫理的決定のための実践的なアプローチ−(赤林朗ほか監訳)．新興医学出版社．2006 ; p.13.

6.2 IBD患者に対する動機づけ面接法

1 動機づけ面接法（Motivational Interviewing ; MI）とは

　管理栄養士が栄養指導を行っても，患者がその指導どおりの食事療法を実施できないことは少なくない。患者が食事療法を実践しない理由にはさまざまなことが考えられるが，患者自身が食事療法の重要性を認識しておらず，行動変容のモチベーションが上がらないことが多い。このような患者に対してアメリカなどで広く活用されているカウンセリング手法が動機づけ面接法（Motivational Interviewing ; MI）（以下，MI）である。

　MIとは患者中心のカウンセリング手法といわれており，患者が自分自身の行動を変えるために患者の行動変容に関する相反する感情を整理，解消することを支援する[1]。MIはもともとアルコール中毒患者向けのカウンセリング手法として発達し，その後，薬物中毒，喫煙，さらには糖尿病，摂食障害など，さまざまな疾患に応用されるようになった[2]。MIが普及してきた背景には，Patient-Centered Care（PCC : 患者中心の医療）の拡大・浸透がある。PCCは，患者と医者の関係性を高め，患者のQOLの向上やアウトカムの向上に寄与することに加え，医療費の削減にもつながることが報告されていることから，WHOはじめ，さまざまな団体が推奨している[3]。このPCCを臨床現場で実践

するには MI は非常に効果的なカウンセリング手法であると考えられる。

　MI は，行動変容に関する相反する感情や抵抗を解きほぐし，患者自身が行動変容の合理的な理由を自分自身で見つけ出すことを支援する手法である。また MI は患者中心の手法ではあるものの，行動変容を目的とし，行動変容へ積極的に導く手法でもある。

　カウンセリングでは，医療従事者は自分の個人的な見解や基準に基づいて患者の考えや行動を判断・評価することはせず，直接的に患者を説得することや納得させることを避ける。その一方で，患者の声に耳を傾け，励まし，勇気づけることがカウンセリングの基本姿勢となる [4]（図 6.3）。

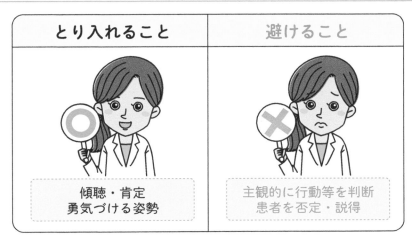

図6.3　動機づけ面接法においてとり入れること，避けること

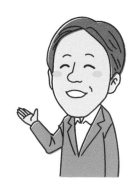

アメリカでも栄養士教育においてカウンセリングは重要なスキルと考えられていることから米国登録栄養士資格取得の必須科目に指定されています。たとえば筆者が所属したミシガン大学のMaster of Public Health（MPH）Dietetic Concentrationプログラムでは，冬学期に約3時間/週ロールプレイメインでMIにフォーカスした授業が行われていました。また，登録栄養士の研修でさまざまな病院で勤務していたときも，ローテーション先の先輩から，患者に接するときはMIを意識するようにと指導されることが多くありました。

MI は栄養カウンセリングにおいて，主に行動変容が求められる糖尿病や脂質異常症などの生活習慣病に対して広く活用されており，さまざまな研究によりその効果が検証されている [5]。一方，IBD に関しては，服薬遵守率向上を目的とした MI の有用性に関する研究が行われている [6]。

IBD において MI が注目を集めている背景には，うつ病などの精神疾患を併発している IBD 患者が多く，精神面のサポートや患者との信頼関係構築が重要であるからである。さらに IBD 患者では，定期通院をスキップすることが多いことや IBD 治療薬の服遵守続率が低いとの報告があり [7, 8]，患者自身が定期受診や服薬継続の重要性を認識する必要があることから MI への関心が高まっている（図6.4）。実際に IBD 食事療法に関する MI の効果を検証した研究はまだ行われていない。しかしながら，IBD の治療において食事療法は内科的治療や外科的治療とともに重要な選択肢である。さらに IBD 患者は中・長期的に食事療法を行わなければならず，動機づけが非常に重要であることから，IBD 患者に対する栄養カウンセリングに MI を応用することは有用と考えられる。

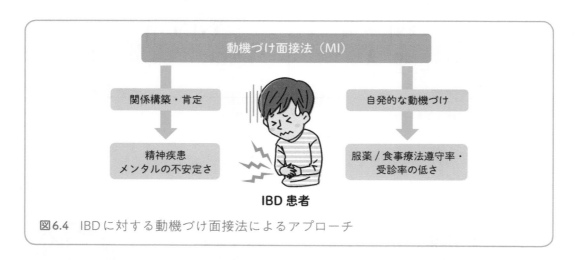

図6.4 IBD に対する動機づけ面接法によるアプローチ

3 動機づけ面接法のプロセスとテクニック

MI のテクニックおよびプロセスに関してはさまざまな解説があるが，ここでは Ken Resnicow と Fiona McMaster が提唱するプロセス（図6.5）[4] に沿って紹介する。

❶ 探索（Exploring）

このフェーズでは，患者の話・物語を聞き出しながら患者との関係性を構築するとともに，これまでの過去の行動変容のとりくみなどに関する情報を患者とともに整理する。傾聴や共感をもとに患者の考えやこれまでのとりくみなどを肯定し，過去の行動や考えを評価，否定することは避ける。このフェーズで患者と信頼関係を構築できないと，その後の

	探索（Exploring）	案内（Guiding）	選択（Choosing）
概　要	● 患者の話・物語を聞き出す ● 共感をベースに関係性を構築 ● 過去の患者の行動変容のとりくみなどの情報整理 ● 行動計画などに関する話はしない	● 行動変容の可能性や行動変容の選択肢に話題をシフト ● チェンジトークに焦点を当て，患者の行動変容に対する感情や抵抗，患者にとってのメリット／デメリットの整理やそれらの言語化をサポート	● 患者のゴールの特定，行動計画の立案，障害やその対応などの整理をサポート ● 行動のフォローアップ・モニタリング方法の確認
鍵となるテクニック	● 共同の議題設定 ● 傾聴 ● 開かれた質問 ● 聞き返し 　● 状況の聞き返し 　● 感情／意味の聞き返し 　● 両面をもった聞き返し	● チェンジトークの聞き返し ● 0-10 重要度／自信のものさし ● 価値観明確化訓練 ● サマライジング	● 行動の聞き返し

図6.5　動機づけ面接法の3つのフェーズと各フェーズで用いられる主なテクニック

〔Resnicow K, et al. 2012[4]〕を参考に作成〕

フェーズを効果的に進められず，行動変容が達成されないことも多いため，焦らずにしっかりと患者の話を聞くことが大切である。患者が具体的な将来の行動目標などに言及することもあるが，あくまでアイデアをリストアップしておくことに留め，この時点で行動計画の議論は避ける。このフェーズで重要なテクニックは以下となる。

（1）共同の議題設定（Shared Agenda Setting）

　カウンセリングごとにどのような内容について話すかをカウンセリングの冒頭もしくは患者との関係を構築したのちに患者とともに決定する手法である。

　たとえば「主治医には退院後の食事について話してほしいといわれていますが，具体的にどのようなことを話したいですか？」「今日はエレンタールについて話を聞きたいと伺っていますが，エレンタール以外に話したいことや聞いておきたいことはありますか？」「エレンタールに関して今日解決したい悩みや不安はありますか？」などの質問を用いながら，そのカウンセリングで話す内容を患者とともに決定する。

　この手法を用いることにより，患者自身がカウンセリングの目的・ゴールを言語化することを助け，患者自身が主体的にカウンセリングにかかわることにつなげる。

（2）開かれた質問（Open-End Questions）

　開かれた質問は，はい／いいえで答えられる質問（閉ざされた質問：Closed Questions）以外の質問であり，患者自身の言葉や物語を引き出すことに有用である。

　たとえば「よくファーストフードを食べる理由は忙しいからですか？」（閉ざされた質問）ではなく，「なぜファーストフードをよく食べるのか教えていただけますか？」といったかたちの質問をする。

(3) 傾聴 (Listening)

MIにおける傾聴は相手の言葉を自分の言葉で言い換える聞き返しを含む傾聴 (Reflective Listening) が基本となる。具体的には「もし私の理解が正しければ，あなたがいっていたのはXXXということですね」「あなたのいっていることはXXXのようですね」「あなたはXXXに難しさを感じていたのですね」などのフレーズを使う。この傾聴を行うときには，質問をしたい，助言したいという欲求を心のなかに留める必要がある。聞き返しを含む傾聴を通して，患者を肯定する，患者を理解するというMIの基本姿勢を示し，患者と信頼関係を構築する。

(4) 聞き返し (Reflections)

聞き返しにはさまざまなテクニックが存在するが，ここでは栄養カウンセリングでよく用いられる4つの聞き返し (表6.2) を紹介する。

①状況の聞き返し (Content Reflections)

患者の物語のなかで事実を把握するために用いられる手法であり，背景情報を整理するとともに患者との信頼関係構築にも役立つ。

②感情／意味の聞き返し (Feeling/Meaning Reflections)

患者がある行動に対しなぜそのように感じたのか，出来事や感情の象徴的な意味はなんなのか，感情や行動が患者の人生にどのような重要な意味をもっているかなどを掘り下げるテクニックである。患者の感情の起伏をとらえていることを伝えることは患者との信頼関係構築にも役立つ。

表6.2　聞き返しの種類とフレーズ例

タイプ	内容	フレーズ例
状況の聞き返し	● 患者の話のなかで事実を確認するために用いられる手法	「つまりあなたは××をしなかったのですね」
感情／意味の聞き返し	● 行動を深く掘り下げる手法 ● なぜそのように感じたのか ● 出来事や感情の象徴的な意味は何か ● 感情や行動が人生にどのような重要な意味をもっているか	「あなたは×××に関して，×××のようなことを感じていたのですね」
両面をもった聞き返し	● 行動変容のプラス面・マイナス面を整理する手法	「あなたは行動を変えたいと思っていた一方で，行動を変えることは×××を諦めることにつながりますね」
行動の聞き返し	● 解決策となりうる行動変容の選択肢を聞き返しに含める手法	「あなたがいったことをふまえると，課題を解決するための行動としては，×××，×××，×××がありそうですね」

〔Resnicow K, et al. 2012[4]〕を参考に作成〕

③両面をもった聞き返し（Double-side Reflections）

　患者が行動変容のプラス面・マイナス面を整理することに役立つ。

④行動の聞き返し（Action Reflections）

　患者の課題解決となりうる行動変容の選択肢を聞き返しに含めるテクニックである。複数の選択肢を提示することで，患者が自分自身で選択する環境を整える。このテクニックは主に後述の❸選択のフェーズで用いられる。

❷ 案内（Guiding）

　このフェーズでは，会話の内容を行動変容の可能性や行動変容の選択肢に移行する。具体的には，患者のチェンジトーク（Change Talk）を引き出すことに焦点を当てる。チェンジトークとは「XX したい」「XX できたらな」「XX しなければと思う」「XX があればもう少し元気になる」などの患者自身が自分の言葉で行動変容への動機を表す言葉である[9]。これらのチェンジトークを会話のなかで見つけたら，チェンジトークをさらに掘り下げるとともに，患者の行動変容に対する感情の整理や洞察を深めることをサポートする。このフェーズでも❶探索と同様に，患者自身が考えや感情，抵抗，行動変容がどう価値観に影響を与えるかを自分で整理し，自分の言葉で語ることが大切である。このプロセスを経ることで患者自身の行動変容に対する納得感が高まる。

　チェンジトークを引き出すことに活用できるテクニックは以下となる。

(1) チェンジトークの聞き返し（Reflecting Change Talk）

　チェンジトークを言い換えるテクニックで，患者がチェンジトークをより深く認識することに役立つ。具体的には「もしかしたら XX を変えたいと考えはじめているのかもしれませんね」「そろそろ XX を変えるときだと思っているかもしれませんね」などのフレーズである。

(2) 0-10 重要度 / 自信のものさし（Importance/Confidence Ruler）

　0 から 10 までの重要度 / 自信のものさし（図 6.6）を用いる。患者にとっての行動変容の重要度や自信を掘り下げながら，チェンジトークを引き出すことに加え，患者自身が行動変容に関する抵抗や変化が必要な理由などに気づくことをサポートする手法である。「行動変容があなたにとってどのくらい重要か，0 が低い，10 が高いとしたときにどの程度だと思いますか？」「XX を変化させる自信を 0 が低い，10 が高いとしたときにどの程度か教えていただけますか？」などの質問をする。実際のカウンセリングでは，ものさし

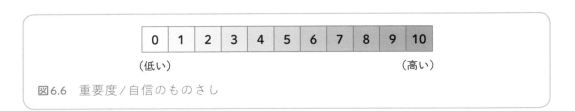

| 0 | 1 | 2 | 3 | 4 | 5 | 6 | 7 | 8 | 9 | 10 |

（低い）　　　　　　　　　　　　　　　　　　　（高い）

図6.6　重要度 / 自信のものさし

を用いずに口頭で質問することも多い。

たとえば，重要度の質問に対して患者が 7 を選んだときには「なぜ重要だと思ったのですか？」「なぜ 10 を選ばなかったのですか？」などの質問を投げかけ，患者の行動変容が必要な理由や行動変容に関する壁などを掘り下げる。

自信に関するものさしを使った質問で，患者が 0 〜 4 などを選択した場合は「強み」と関連づけると効果的である。たとえば「行動変容に関する自信が低いようですが，自分が得意なことを考えてみましょう。それらの強みをこの行動変容に活かすことはできますか？」などのフレーズである。

一方，重要度に関するものさしを使った質問で，患者が 0 〜 4 などを選択した場合は価値観と関連づける。「少し話題を変えて，何があなたにとって重要か話しましょう。もしかしたら，あなたにとっての行動変容の意味を探すのに有用かもしれません」などのフレーズを用いる。さらに患者が自分自身で重要度について判断しかねているような場合は，行動変容を行った場合と行わなかった場合のメリット・デメリットを整理する方法も有用である。

(3) 価値観明確化訓練（Value Clarification Exercise）

役割・ゴール・価値観リスト（表6.3）を用いて，チェンジトークを引き出し深める手法である。具体的には，リストから患者が大切にしている役割・ゴール・価値観などを複数挙げてもらい，それらがどのように行動変容や行動変容に対する抵抗にかかわっているのか，逆に行動変容が価値観やゴールにどのような影響を与えるのかについて患者に質問を重ねる。このやりとりのなかでチェンジトークが見つかることは多い。

表6.3　役割・ゴール・価値観リスト

●よい両親	●成功
●よき配偶者/パートナー	●若い，年老いている
●才能がある	●強い
●他人を尊敬する	●正義
●魅力的	●コミュニティ/隣人を大切にする
●主導権を握っている	●実行力がある
●空気を読む（まわりに気をつかえる）	●本物志向
●仕事で尊敬されている	●物事・感情をコントロールできる
●人気がある	●運動が得意
●自立している	●家で尊敬されている
●純粋	●エネルギッシュ
●思慮深い	●他人を思いやる
●規律がある	●責任感

〔Resnicow K, et al. 2012[4]〕を参考に作成〕

（4）サマライジング（Summarizing）

このフェーズの終盤に患者といっしょに行動変容が必要な理由を整理するとともに，「次のカウンセリングまでに具体的にどのような行動をとりますか？」「具体的にどのような変化を起こしましょうか？／はじめましょうか？」などの質問を投げかけ，患者が行動変容に明確な意志を示した場合に次のフェーズに進む。

❸ 選択（Choosing）

このフェーズの目的は，患者自身がゴールを設定し行動計画を立てるとともに，起こりうる障害を洗い出し，事前にその対応策を立案することである。どのように行動計画をモニタリングするかについて患者と同意することも忘れてはならない。ここでのテクニックは表6.2で示した行動の聞き返しである。

このフェーズでは，それ以前のフェーズで患者が行動変容に興味を示していた場合でも，具体的な行動計画への落とし込みを拒絶することがある。そのような状況では，行動の聞き返しを用いて複数の行動選択肢を示し，患者の行動計画策定につなげる。もし患者が行動計画に同意しない場合は必要に応じてそれ以前のフェーズをくり返す。

❹ 動機づけ面接法の食事療法・IBD に関する科学的根拠

MI の食事療法への応用に関してはさまざまな研究が行われてきた。たとえば糖尿病に関しては，MI を用いることによる食事療法の遵守率向上などにより，血糖値のコントロールや，野菜や果物の摂取量の増加，体重減少など食事関連の指標の改善が認められている[5]。アメリカで行われた介入研究では，自己管理＋MI 群，自己管理群，コントロール群に分けて，野菜と果物の摂取量の比較を行ったところ，コントロール群と自己管理群と比べ MI 群では野菜と果物の摂取量の優位な増加が認められた[10]。

IBD 領域では食事療法に関する研究は行われていないが，服薬遵守率に関する複数の研究が行われている。たとえば，メサラジンを服薬している 278 名の潰瘍性大腸炎患者を対象とした MI を用いた電話フォロー群の服薬遵守率を検証した研究では，電話フォロー群における服薬遵守率がそれ以前の研究で示されていたメサラジンの服薬遵守率と比べ高いことが確認された[11]。今後は IBD 患者に対する MI を用いた食事介入に関する研究が期待される。

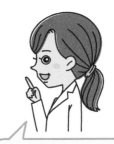

体調がよくなると，メサラジンを減らしたり中止したりする患者さんがとても多いです。
症状がなくても飲み続けなければいけないことを，私たち管理栄養士からも助言できるように，薬のことも勉強しておきましょう！

　MIはアメリカにおける登録栄養士の栄養カウンセリングで幅広く活用されている実践的なカウンセリング手法である。IBD患者は診断を受けた直後から長期的に食事療法にとりくまなければならず，患者自身が食事や栄養の重要性を認識することが行動変容を起こすうえで極めて重要である。そのようななかで管理栄養士の役割は，患者の行動変容に関する感情の整理や納得のいく行動計画の策定などを，患者と寄り添いながら適切な方向に導いていくことである。IBD患者の食生活改善をサポートするにあたりMIは非常に有用な手法である。MIの精神やひとつひとつのテクニックを理解するだけではなく，実際の栄養カウンセリングに活用しながらMIのスキルを上達させることが必要である。MIのさまざまなテクニックを用いながら，IBD患者の食生活改善の動機づけを行い，行動変容につなげることが求められる。

 押さえておきたいポイント

- ●MIとは，科学的根拠が蓄積されている患者の行動変容を促すカウンセリング手法である。
- ●MIでは，励まし勇気づける姿勢や傾聴が基本となり，直接的に患者を説得することや納得させることは避ける。
- ●MIのプロセスは，探索（Explore），案内（Guide），選択（Choice）からなり，各プロセスにおいて活用できるカウンセリングテクニックが含まれる。
- ●IBD患者に対するMIを用いた食事療法の研究はまだ行われておらず，今後の研究が期待される。

［参考文献］

1) Miller WR, et al. Motivational Interviewing: Preparing People for Change. 2nd ed. New York, NY : Guilford Press ; 2002.
2) Gance-Cleveland B. Motivational interviewing: improving patient education. J Pediatr Health Care. 2007 Mar-Apr ; 21(2) : 81-88.
3) Sladdin I, et al. Patient-centred care to improve dietetic practice: an integrative review. J Hum Nutr Diet. 2017 Aug ; 30(4) : 453-470.
4) Resnicow K, et al. Motivational Interviewing: moving from why to how with autonomy support. Int J Behav Nutr Phys Act. 2012 ; 9 : 19.
5) Spahn JM, et al. State of the Evidence Regarding Behavior Change Theories and Strategies in Nutrition Counseling to Facilitate Health and Food Behavior Change. J Am Diet Assoc. 2010 Jun ; 110(6) : 879-891.
6) Wagoner ST, et al. The Influence of Motivational Interviewing on Patients With Inflammatory Bowel Disease: A Systematic Review of the Literature. J Clin Med Res. 2017 Aug ; 9(8) : 659-666.

7) Mocciaro F, et al. Motivational interviewing in inflammatory bowel disease patients: a useful tool for outpatient counselling. Dig Liver Dis. 2014 ; 46(10) : 893-897.

8) Jackson CA, et al. Factors associated with non-adherence to oral medication for inflammatory bowel disease: a systematic review. Am J Gastroenterol. 2010 ; 105(3) : 525-539.

9) Resnicow K, et al. Intensifying and igniting change talk in Motivational Interviewing: A theoretical and practical framework. Eur. Health Psychol. 2015 ; Vol 17 No 3

10) Resnicow K, et al. A motivational interviewing intervention to increase fruit and vegetable intake through black churches: Results of the Eat for Life Trial. Am J Public Health. 2001 ; 91 : 1686-1693.

11) Cook PF, et al. Telephone nurse counseling for medication adherence in ulcerative colitis: a preliminary study. Patient Educ Couns. 2010 Nov ; 81(2) : 182-186.

補遺　IBDのクリニカルパスの一例

入院診療計画書　　大腸全摘術＋人工肛門造設術を受けられる　　　　　　様へ　　　　　患者様用

受け持ち医師：
受け持ち看護師：

項目 ＼ 月日	入院〜手術前日	手術当日（手術前）	手術当日（手術後）	術後1日目	術後2〜3日目	術後4〜7日目	術後7〜14日目
達成目標	◇医療者からの手術や麻酔についての説明が理解でき、手術に対する不安が軽減される ◇手術に備えて体調を整えることができる		◇血圧、脈拍、呼吸が安定している ◇苦痛を訴えられる	◇離床が開始できる	◇病棟内を歩行できる	◇腸閉塞の症状がない ◇水分摂取後も腹痛などの症状がない	◇食事摂取後も腹痛などの症状がない ◇ストーマのセルフケアができる ◇退院後の生活をイメージでき、服薬、食事などの管理ができる
治療・処置	弾性ストッキング 着用　下剤（前日）＝グニロールP　ストーマーマーキング	弾性ストッキング着用	心電図・酸素　診察・創観察	診察・創観察	病棟内を歩行できれば弾性ストッキング除去　初回ストーマ装具交換	ドレーン抜去	ストーマケア指導
薬剤（点滴・内服）	前日点滴挿入　持参薬の確認	持参薬は続けます	持続的に鎮痛剤を使用	点滴は続行			
検査			血液検査　レントゲン	血液検査	血液検査	血液検査	血液検査
活動・安静度	安静度自由		ベッド上安静	診察後、安静度自由	◇術後合併症などがなければ、なるべく早期から動きましょう →		
食事	低残渣食　前々日夕食以降絶食	手術当日朝以降絶食				水分はストーマからの排便量で決定	食事後は徐々にUP
清潔	入浴　前日に臍処置・除毛			清拭			ドレーン抜去後シャワー浴
排泄	トイレ	尿管		歩行可能なら尿管抜去 その後はトイレまたは尿器	トイレ		
リハビリ	トリフローでの呼吸訓練		術後から早期離床をすすめる		理学療法士によるリハビリ開始		
患者様及びご家族への説明・退院指導	必要物品（腹帯やパジャマ）のお預かり　術前説明・承諾書の確認　手術（　　）時		主治医より術家族へ説明		服薬指導（薬剤師）	食事指導（栄養士）	退院指導（看護師）

＊当日の状況により手術時間は変更することがあります。

＊主治医よりの説明を受け治療に同意します。
　患者署名（　　　　　　　　　）

IBDに関する患者会のすすめ

炎症性腸疾患（IBD）患者にとってIBD患者向けの患者会や患者コミュニティは重要な情報源となっている。ここでは，IBD患者会やコミュニティの意義とともに各患者会の連絡先などを紹介する。

1 IBD患者会や患者コミュニティの意義

【貴重な患者どうしの情報交換の場】

IBD患者は治療・食事・生活などに関してさまざまな不安や悩みを抱えており，医師や管理栄養士からの情報だけで解消されることは少ない。そのようななか，同じような経験・体験をしている他の患者からの情報は患者にとって有益であるのみならず，患者を励まし，勇気を与えることも多い。多くのIBD患者が集まるIBD患者会やコミュニティは，患者にとって重要な情報源であり，心の拠りどころとなることがある。

患者会やコミュニティではさまざまな情報が交換される。薬物療法や手術などの治療に関することから医療費や運動といった生活面，そして食事に関する情報交換も多い。たとえば，「エレンタールを飲むと必ず下痢をする」と先輩患者に相談すると，「ゆっくり飲む」や「ゼリーやムースにして食べる」などさまざまな方法を教えてもらい，「自分は一気に飲み干していたのでいつも下痢になったのか」などの気づきを得られることがある。また，病院で聞き忘れたこと，在宅療養中に出てきた問題や疑問点など，本当は主治医に聞きたいけれど聞きにくいことなどを患者会で解決できるという患者は多い。

【患者が患者会を活用するうえでの留意点】

IBDでは患者個々人で症状や治療内容が異なるため，他の患者の情報やアドバイスは参考にしつつも，自分に適した治療や生活を模索することが大切である。ひとつひとつの情報が自分の症状や治療に適したものであることは主治医ではない限り判断することは難しい。患者によっては他の患者の情報やアドバイスを鵜呑みにしてしまうことがあるので，治療や生活を大きく変更する際は主治医や担当の医療従事者に相談するように患者に伝えることが重要である。

2 全国の患者会

次にNPO法人IBDネットワークに登録する患者会の連絡先を示す。患者会ごとに活動内容が異なることがあるため，詳細は各患者会に直接問い合わせてほしい。

潰瘍性大腸炎・クローン病患者さんが参加可能な患者会一覧

会名称	連絡先
北海道IBD	〒062-0933　北海道札幌市豊平区 平岸3条5丁目7-20 りんご公園ハウス308 E-Mail：h-ibd@khc.biglobe.ne.jp　HP：http://hokkaidoibd.starfree.jp/
IBD宮城 （炎症性腸疾患友の会）	E-Mail：contact1@ibdmiyagi.org　HP：https://ibdmiyagi.org/
IBDふくしま	E-Mail：fscc@luck.ocn.ne.jp　HP：http://fscc.web.fc2.com/
IBD－NIIGATA	E-Mail：ibd_niigata@yahoo.co.jp
ちばIBD	E-Mail：chiba_ibd@yahoo.co.jp　HP：https://www.chiba-ibd.com/
群馬IBD友の会	E-Mail：gunma-ibd@wing.ocn.ne.jp
埼玉IBDの会	E-Mail：contact@saitama-ibd.org　HP：http://www.saitama-ibd.org
いばらきUCD CLUB	E-Mail：info.iucdclub@gmail.com　HP：http://blog.livedoor.jp/ibarakiucd/
TOKYO・IBD	E-Mail：chiro@mtj.biglobe.ne.jp　HP：http://www5a.biglobe.ne.jp/˜BD/
かながわコロン	E-Mail：k-colon@kanagawa-colon.com　HP：http://kanagawa-colon.com/　備考：UC
かながわCD	E-Mail：kcd@kanagawacd.org　HP：http://www.kanagawacd.org/　備考：CD
富山IBD	E-Mail：yukity-mayuty-1997@nifty.com　HP：https://blog.goo.ne.jp/toyama-ibd-2012
いしかわIBD結の会	E-Mail：ibd@yuinokai.info　HP：http://yuinokai.info/
西部CDクラブ	E-Mail：j0331915y-sugita@wh.commufa.jp　備考：CD
岐阜ちょう会	〒509-0106　岐阜県各務原市各務西町4-159　足立時男 方
名古屋IBD	E-Mail：nagoyaibd2@yahoo.co.jp　HP：http://nagoyaibd.g2.xrea.com/
みえIBD	〒510-0016　三重県四日市市羽津山町10-8　四日市羽津医療センター内 E-Mail：mieibd.com@gmail.com　HP：https://mieibd.jimdofree.com/
大阪IBD	E-Mail：k.miyoshi.osakaibd@gmail.com　HP：https://osakaibd.xvoj.com/
神戸CD萌木の会	HP：http://www.eonet.ne.jp/˜moegi/
姫路IBD	E-Mail：toki@mh1.117.ne.jp　HP：www.nanbyou.net/himeji/
藍の葉会（島根）	〒698-0007　島根県益田市昭和町13-1　益田保健所　医事難病支援課　TEL 0856-31-9549
九州IIBDフォーラム 福岡IBD友の会	E-Mail：ibdfukuoka@yahoo.co.jp　HP：https://www.facebook.com/fukuokaibd/
くるめIBD友の会	〒839-0865　福岡県久留米市新合川2丁目2-18　くるめ病院内　くるめIBD友の会　事務局 E-Mail：kurume@uproad.ne.jp　HP：https://uproad.ne.jp/kurume/
九州IIBDフォーラム 佐賀IBD縁笑会	〒849-0932　佐賀県佐賀市鍋島町八戸溝2164-3　難病サポートあゆむ内佐賀IBD縁笑会事務局 E-Mail：kazu-ibsi5@po1.people.-i.ne.jp　HP：https://9-ibd.net/（九州IBDフォーラム）

会名称	連絡先
九州IIBDフォーラム 大分IBD友の会	E-Mail：aruwatt5010@bun.bbiq.jp　HP：https://oitaibd.blog.fc2.com/
九州IBDフォーラム チョウチョウ会	E-Mail：cyoucyou_kai@hotmail.co.jp　HP：https://9-ibd.net/（九州IBDフォーラム）
九州IBDフォーラム 長崎IBD友の会 「your ZEAL（ユアジール）」	〒852-8104長崎県長崎市茂里町3-24福祉センター県棟2F E-Mail：info@nagasaki-nanbyou.gr.jp　HP：https://9-ibd.net/（九州IBDフォーラム） https://nagasaki-ibd-yourzeal.jimdofree.com/（長崎IBD友の会）
九州IIBDフォーラム IBD宮崎友の会	E-Mail：snow03110416@gmail.com　HP：https://9-ibd.net/（九州IBDフォーラム）
九州IBDフォーラム 熊本IBD	〒862-0971　熊本市中央区大江3-2-55 （医）高野会　大腸肛門病センター高野病院内患者支援センター E-Mail：kumamoto.ibd@gmail.com　HP：https://9-ibd.net/（九州IBDフォーラム）
沖縄IBD	〒900-0004　沖縄県那覇市銘苅2丁目3番1号 なは市民協働プラザ2階 なは市民活動支援センター内　沖縄IBD行き E-Mail：okinawaibd@gmail.com　HP：http://okinawa-ibd.ciao.jp/

[備考]

- 備考に特に記入のない患者会は，病気（UC：潰瘍性大腸炎，CD：クローン病），住所にかかわらず加入を受け付けています。
- 会の活動や年会費などはHPを参照するか，電子メールまたは返信用切手（94円）を同封してお問い合わせください。
- ご存知のように各患者会は患者自身で運営されています。役員といえども専従者ではありません。病気を抱えた状態ですので無理も利きません。そのような事情でご返事まで少々時間をいただくこともありますがご容赦願います。
- 各患者会の連絡先は変更する可能性がありますので，最新情報はIBDネットワークホームページのお誘い患者会のページでご確認ください。

◆ NPO法人IBDネットワークHP　https://www.ibdnetwork.org/osasoi.html

〔NPO法人IBDネットワーク提供　2021年3月現在〕

③　オンライン患者コミュニティ

　患者会は直接他の患者と会える貴重な場である一方で，時間や場所に制約を受けることもあることから，近年オンライン上でIBD患者がつながる機会も増えている。

　たとえば，IBD患者オンラインコミュニティの「Gコミュニティ」では，患者のほかに消化器専門医・管理栄養士などの専門家がいて，オンライン上でさまざまな質問を行うことができる。

◆ Gコミュニティ　https://gcarecommunity.com/

　このほかにも製薬企業が提供するオンラインコミュニティなどがあることに加え，Twitter（ツイッター）などを用いる若いIBD患者も増えており，オンライン上で他の患者とつながることは比較的容易になってきている。

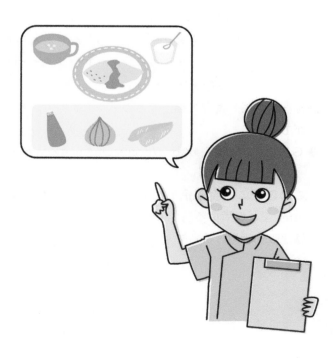

索 引

• • •

著者紹介

杉原康平（栄養学博士，管理栄養士）

2017年　徳島大学大学院栄養生命科学教育部博士後期課程修了

現　在　ミシガン大学消化器内科博士研究員

宮﨑拓郎（公衆衛生学修士，米国登録栄養士）

2018年　ミシガン大学公衆衛生大学院公衆衛生学修士栄養科学専攻修了

現　在　株式会社ジーケア代表取締役

中東真紀（社会学士，管理栄養士）

2013年　愛知医科大学大学院医学研究科博士課程単位取得退学

現　在　鈴鹿医療科学大学保健衛生学部准教授

みえIBD患者会事務局代表

山本隆行（医学博士，消化器外科医師）

1989年　三重大学医学部卒業

現　在　独立行政法人地域医療機能推進機構四日市羽津医療センター主任外科部長兼IBDセンター長

堀田伸勝（医学博士，消化器内科医師）

2014年　東京医科歯科大学医歯学総合研究科博士課程修了

現　在　株式会社ジーケア代表取締役

公益財団法人東京都保健医療公社豊島病院消化器内科

下山貴寛（医学士，消化器外科医師）

2014年　三重大学医学部卒業

現　在　独立行政法人地域医療機能推進機構四日市羽津医療センター外科医員

NDC 493　　171 p　　26 cm

潰瘍性大腸炎とクローン病の栄養管理
IBDにおける栄養学の科学的根拠と実践法

2021年 3 月25日　第 1 刷発行

著　者　杉原康平，宮﨑拓郎，中東真紀，山本隆行，
　　　　堀田伸勝，下山貴寛

発行者　髙橋明男

発行所　株式会社　講談社

〒 112-8001　東京都文京区音羽 2-12-21

販　売　(03) 5395-4415

業　務　(03) 5395-3615

編　集　株式会社　講談社サイエンティフィク

代表　堀越俊一

〒 162-0825　東京都新宿区神楽坂 2-14　ノービィビル

編　集　(03) 3235-3701

本文データ制作
カバー・表紙印刷　株式会社双文社印刷

本文印刷・製本　株式会社講談社